THE MEDICINE

A Doctor's Notes

處方箋

一位醫者的思索筆記

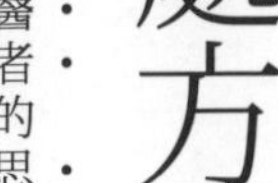

Karen Hitchcock
凱倫・希區考克——著

劉思潔——譯

獻給

我的「酷炫」女兒 Ida 和 Yvonne

以及搖滾之星 Michael Oldmeadow 醫師

目錄

每日的醫學人文：一位醫師開給自己的處方箋

推薦序——劉介修
成大醫院高齡醫學部主治醫師
英國牛津大學社會政策博士

編輯老友客氣而耐心地詢問：「不知道新書的推薦序，大概什麼時候可以收到？」當時我正深陷在醫院裡頭各種應接不暇的工作，像在打乒乓球般，回應著許多需要在很短時間完成的任務。績效管理指標正盯著你上個月為醫院看了多少病人，今年寫了幾篇 SCI 研究論文。

另外一頭也正在燒著。前幾天家人住院，因為疫情的緣故，醫院規定看護只能一對一照顧，服務員嚴重缺工，煩惱著如何撐起二十四小時的家人照顧工作。隔天才知道，幫家人做診斷的主治醫師，前一夜被送到了急診，同事們懷疑她是不是最近被操壞了，身體出了狀況。昨晚，母親在通訊軟體中傳來好長的訊息，抱怨好久沒有見到兒子；我苦惱著怎麼回覆。

「這本書的作者正好和你面臨一樣的情境。她寫這本書的時候，在忙碌的公立醫院擔任醫師。在清晨時間，她寫下自己在醫療現場的所見所思。」編輯老友鼓勵著我。相識十幾年，他總是充滿熱忱地鼓勵著我。

面向患者、面向社會，也面向自己的清晨時光

把握住清晨時光，閱讀《處方箋：一位醫者的思索筆記》。我突然發現，好久沒有如此清澈，如

此神清氣爽的時刻。在清晨時分，整個城市正在甦醒，尚未喧嘩。那些時常盤旋在腦中，占據大腦認知頻寬的瑣碎和紛擾，彷彿暫時被清出了記憶體。這是個沉澱情緒，重新盤理身心的奇妙時刻。我一口氣把這本小書讀完。

作者是一名內科醫師。也許，她在寫作的時候，正沉浸在如此清澈的清晨時光中。在每天還沒有把白袍穿上的時刻，醫者打開了「醫學」的豐富面貌，重新獲得面向患者、面向社會，也面向自身的嶄新視野。

她面向患者。說病人的故事，也試著反思日常臨床實務的難題。她看見在當代過度強調成本效益的醫療體制中，高齡照護的困境與可能伴隨的年齡歧視；她反覆思索安寧緩和照護、安樂死的適切性，以及其中所宣稱的「人權」是否如此黑白分明。她回想臨床上的難題，許多「醫學上看起來沒問題」卻深受身心不適所苦的人，如何重新挑戰著當代醫療的診斷與處置。

她面向社會。離開了診間和病房，探問著在「神奇的藥丸」與「社會的處方」之間，醫者是不是在什麼地方走岔了路。當國家與藥廠砸大錢尋找失智症治療的神奇藥丸，我們在社會健康促進的預防工作的投資是否不成比例？抗憂鬱劑的廣泛開立，是否只是暫時消解了我們對於貧窮、社會孤立、失業、暴力等社會問題無能為力的焦慮？

用更具社會性的視角，她也重新思考「生活型態」與大眾健康的複雜性。飲食、睡眠、性、吸菸、飲酒、毒品、老化、整形、維生素和自費健檢，我們如何認識這些「健康」與「不健康」的嗜好、行為與社會現象？當「健康生活型態」不只是新生活運動的教條，我們開始理解有關生活型態、嗜好、行為及成癮背後，複雜的社會成因與脈絡。而有些盛行的個人化健康策略，如維生素的補充以及自費健康檢查，有時很可能是過於虛妄的許諾。

在清晨的寫作時光，作者也不時面向自己。作為一名女性醫師，她試著理解自身在醫界文化與工作倫理中的處境；作為一名醫者，她試著自我探問，在健保體制、醫院管理、病患抱怨中，日常的醫療臨床實踐的掙扎。她終於面對自己在忙碌紛雜的生活與工作中的「懶散」，面對自己的無力。

為什麼我們讀／寫醫者的「清晨敘事」

在閱讀中，似乎找到了作為一個醫者的共鳴：我們都不孤單。我們在病人的故事中，學習人們的疾病與憂傷；在醫療的實踐中，認識診間與社會的距離。我們都同樣在忙碌的生活與工作中感到身心被掏空；在日常的臨床工作中，為難於各種體制與個人的抉擇；在每一個臨床的決策中，感受醫學的魅力，發現當代醫療的限制。

也許，我們都需要這樣的「清晨時光」，在世界的喧嘩尚未塵囂之際，當大腦記憶體還沒被日常占據的時刻，感受最清澈的想望。

也許，每個醫者都需要這樣的清晨敘事。在每一天還沒有穿上白袍之前，在尚未被龐大的臨床工作壓垮之前，在還不需要扛起當代醫療的招牌與許諾之前。想一想遇到的病人，想一想臨床的決策和難題，再想一想醫療實踐中的徬徨與掙扎。

當醫者在沉澱中清澈，面向患者、面向社會、面向自己，「醫學人文」不再是「好醫師」應該如何的教條，不只是冰冷的醫學倫理的原理原則，也不再被化約成廉價的愛心奉獻，或者鄉愁式的「上醫醫國」。

我們，作為醫者，在讀／寫清晨敘事的對話中，重新找到力量。

序言

當我還在一間繁忙的市立醫院擔任全職醫師時，每天早上都騎腳踏車，身穿黑色緊身褲、絲襯衫和夾克去上班。這身制服始終如一，因為室內既不分四季，也沒有晝夜的節奏，一年到頭，溫度和照明都是固定的冷白色。當我穿過幾道平穩的自動滑門、進入冰涼的空氣裡，外面的世界就不存在了。醫院是封閉又完整的生態系統：裡面有食物、浴室、床位、同伴，以及戲劇事件。住在裡面也活得下去，還會更省時間，因為當我走出醫院回家去時，就把這個地方一起帶著了：病人、部門裡的權力關係、各式未完成的信件、值班表的爭執、永無止境的任務和問題清單，以及關鍵績效指標；病床短缺、預算縮水、臨床醫師得兼顧病人的需求和機構的需要。我把家人和朋友擠壓在縫隙裡。有一次下班後大家在開會，我跟上司說我兩個女兒獨自在家，他笑著高聲唱道：「又要吃外送餐啦！」根本不必疑惑原因為何，我在那間醫院其中一個最大的部門工作期間，由始至終就只有我一個全職的女醫師。

這些短文和隨筆都寫於清晨時分，在我窗外街上的電車開始隆隆行駛之前，在大家都還沒醒來的時候。這段時間是我的額外空間，讓我有機會安靜思考，我們身處在會產生某種揮之不去的背景雜音的醫院繁忙中，究竟是在做什麼。

日文有一個詞是 *shinrin-yoku*，大致可譯為「森林浴」。你走到戶外，穿越樹林，專心深呼吸。日本的醫師把它當作增進心理健康和愉快的處方。觀察性研究與隨機對照試驗證實了這個想法是對的：雙眼若是完全看不到綠色，我們就會變得萎靡不振。我的第一步是辭掉醫院的工作，成為自由執業醫生。接著，去年我搬離了墨爾本市中心商業區，住進山區小鎮的房子，有充沛的水源、一座果園及一片菜園，全時間做森林浴。當我想到自己的人生一塌糊塗而覺得驚慌時，就走到戶外，抓起十字鎬和鏟子，種下幾株小樹。秋天過去之前，我種了好幾百棵楓樹、杏樹及橡樹。種下一枝小苗、然後相信它會長大成熟，這是巨大的樂觀壯舉，會改變你的時間觀，幫助你鬆一口氣。我會看一些末世小說、反烏托邦電視劇，然後心裡想著：**我得多種一些多年生蔬菜，天曉得世界以後會怎樣**。我會聽音樂、看窗外，或是坐在草皮上，觀看季節變換剝光綠葉然後為花園添上新裝，聆聽蟲鳴鳥叫的樂章。我用很多時間來夢想與思考。

現在我每週只有幾天在自己的市中心區小診所上班，執行緩慢的醫療工作，主要是為遭受疼痛、焦慮、失眠或臨終的病人，開立藥用大麻作為處方。我看診的地方位在山丘上的一棟古老宅邸，是一間有米色牆壁的小房間，那裡很安靜。我沒有上司，就按著自己的步調、依照病人需要的步調來看診。不可能會有需要用大麻的急診。我幫女兒做午餐，也參加學校的音樂會。女兒想跟我講話時，我不必把二十項爭奪我心力的工作壓下來。我會轉頭看她們，坐下來聽她們說話。我下廚做飯，跟她們一起用餐。該把時間留給她們了。我套上工作服，把雙手埋在土裡，而記憶中那個在醫院裡的我，就像個玩著裝扮遊戲而上氣不接下氣的小女孩。然而，那時所留下的白紙黑字，證明了我還能夠保有一些零星的思考時間。

醫師回到家

當醫師需要一位醫生
請多說一點
鐵人和醫師考試
男士俱樂部
鏽病案例

當醫師需要一位醫生

星期五一早，我得了癌症，很不好的癌症，是會占據骨骼的那種。我的癌症特別是擴散到一段骨頭：胸腔正中央的一根肋骨。為了自我診斷，我整理了病歷，詢問自己這股疼痛的性質，然後做了一次身體檢查。我是痛醒的，痛得椎心蝕骨，我只要移動或呼吸，疼痛程度就有十分裡的七分。我的第四根肋骨上有「點壓痛」，在靠近鎖骨中線的地方，還有捻髮音（骨骼碎片擠壓產生特殊劈啪聲的感覺）。被侵襲的骨骼彎曲在我的左心室正上方，我每呼吸一次，就有可怕的喀嚓聲從我的胸腔傳出來。由於我不曾從梯子上摔下來，我知道這是一種「病理性骨折」：由身體裡面某個不好的東西所引起的，像是癌細胞的擴散。我躺在起居室的地板上，兩眼直視著天花板，很想知道原發部位是乳房或肺部、我還有幾個月可活。然後我打電話給同事賀瑞。

這些年來，我生過許多病：橋本氏甲狀腺炎、肝炎、脾臟破裂及淋巴瘤。醫學院畢業考期間是生病的巔峰期，六年後專科醫師考試時則是第二個巔峰期。世界上有幾百萬種疾病，人的身體也可以產生千變萬化的感覺：誰能肯定知道自己的腸子痛，是吃太多鷹嘴豆泥造成的，而不是胰臟裡真的有個巨大的腫瘤？若是不用高解析度的掃描，努力把體內器官看個仔細，誰又能肯定地知道呢？

在媒體上和病房裡，都有人談論「過度檢查」的問題，意思就是，找尋一個相當不可能會出現的疾病。以下背疼痛為例，澳洲每年大約支出二億二千萬澳元的全民醫療保險經費，用在下背疼痛患者的X光、電腦斷層、磁振造影掃描。大部分的人一生中都會在某個時間點感覺到背痛，因而背痛很「正常」；雖然如此，疼痛卻令人焦慮，我們想要知道為什麼會有這種感覺，這是不是顯示出某種危險的事、可能會令我們永久失能的事。畢竟，每一條讓你能夠行動且感覺自己身體的神經，都會穿過脊椎；萬一某根骨頭移位而壓迫某條神經呢？因此，你就去找醫師看診，醫師會帶你跳一種奇特的舞步：她抬高你的腿部、請你將腿部彎曲，然後壓一壓、拉一拉，再輕敲你的膝蓋和腳踝，拿細針輕刺你的皮膚。「都很好。」她說。「用熱敷袋加普拿疼，而且別帶上床喔。」她說。你的心臟砰砰作響。你本來想像的是神經斷裂、手術治療，在輪椅上度過餘生。而在這種情況下，她叫你信任她的**肌腱反射槌**？

有一些明確的國際準則，概述在某些特定情況下就適合為背痛的病人做掃描。如果遵循這些準則，只會花費這筆二億二千萬澳元中的一點點零頭，但我們沒有遵循。醫療經濟學家、研究人員及政治人物都同聲譴責，大罵這是浪費，然後就把他們的報告拋諸腦後。我們為何不肯聽呢？

「可是，」你對你的醫師這樣說：「**萬一……該怎麼辦？**」焦慮從你的雙眼迅速湧流到她的眼中，在那個百萬分之一秒，她的眼神閃過小到不能再小的一絲絲不確定。你抱住自己的側腹部，可能還感覺到左腳一陣刺痛。醫師看著你的右眼，接著看左眼，然後再看右眼，思考著該不該信任她的肌腱反射槌，想起了**那一次**的**那一個**病例。市面上最強效的焦慮緩解品項並非贊安諾錠（Xanax）。[1] 最強效的焦慮緩解藥方是高科技的掃描。

我用Google搜尋詳細的胸部解剖圖，確保我沒有忽略掉任何可能的發病部位，也用電話跟賀瑞討論鑑別診斷，得到的結果是：有一處骨頭斷裂，或是軟骨與肋骨分離。

[1] 譯註：一種苯二酚類（Benzodiazepines）藥物，主要用於緩解焦慮及緊張感。

「可能是划船造成的。」他說。

「你怎麼知道呢？」

「因為妳有去划船。」

這些年來，我曾建議過好幾十個病人，如果肋骨斷裂或錯位，其實是無法可治的，只能吃止痛藥、用冰敷，然後不要划船、游泳、跑步或拿重物，直到骨頭重新癒合。我叫自己放心，然後遵照我自己的建議，休息了一天。之後，我安排了磁振造影。

我的辯解是，這次掃描理所當然不會由全民醫療保險付費，所以我自己付現。為了懲罰我過度檢查自己，放射師叫我肋骨向下、俯臥在掃描床上，整整三十分鐘。

磁振造影機是一種會發出嗡嗡聲的巨型電磁體，會使你身體內所有的氫原子核旋轉且活躍起來，然後讓這些氫原子核鬆弛而休息，再形成影像。這些電磁所產生的聲音，很像極為喧噪的實驗性工業搖滾樂團。不同於X光和電腦斷層掃描，磁振造影不會有暴露在游離輻射中的問題。你只是沐浴在強大到無可置信的電磁場中，讓全身的原子任人擺布半小時。

日異繁複精密的醫學檢查有一個問題，就是這些檢查都坐落在價格昂貴的整套設備裡，就像是投幣式的權威大師。我們知道它們就在那裡，它們可以告訴我們一切的答案，即使是我們原本就知道、不需要知道或不知道會更好的事。因此，如果能跟病人說，我覺得他們不需要做某個檢查，**全民醫療保險也如此認為**，其實會是好事。這就好像吵架時只要說「因為我媽這樣說」就贏定了。不過，有些病人仍頑強地抗拒醫師的保證。

我穿好衣服、走到幕後，看到放射師坐在整排螢幕前面，正在找尋解剖上的異常現象。他跟我握個手，再把滑鼠點到我第四根肋骨和軟骨之間一個異常的縫隙。雖然我在申請書上並沒有提到癌症，他還是會心一笑地說：「放心吧，沒有看到任何潛在腫瘤的跡象。」

請多說一點

在我得到醫學院入學許可的那一刻，眾親友立刻把我當成通曉每個專科醫學的教授，外加獸醫學為副業。電話幾乎立刻開始響起。一夕之間，我搖身一變成為這個老村莊裡備受敬重（有時也很致命）的人物，雖然沒受過任何訓練，但大家都來尋求治療和建議。我擁有一種全新的威信，那不是我自己掙來的，而且並不想要，（就算我焦急地抗議）也無法使之消失。

畢業之後，就更不容易用自己完全不懂來當藉口了。我說自己不懂，就會被人鄙視。透過電子郵件描述的臨床場景，其實很難知曉，更難正確理解。幾年前，有個疑病傾向特別嚴重的親戚（她只會在有醫療問題時打電話來，通常就是拉了一次肚子），覺得自己的小腳趾骨折，驚恐之下對我講述了事情的經過和症狀。我說很可能並沒有骨折，但就算骨折也不需要上石膏，她只要小心照料就會自行恢復。她半信半疑，我請她不必擔心，她卻愈發懷疑。「噢，如果妳很擔心，」我說：「還是妳要去給醫師看一下？」那天稍晚時，我收到一則簡訊，沒有文字，只有一張照片——她的腳的X光片，有一個很大的紅色箭頭，指出一處極小的骨裂處。我可以強烈感覺到她的鄙視。

我的兄弟姊妹生孩子之後，我的任務就是——用跨州的長途電話——建議小寶寶是否需要就醫。我會聽到凌亂的長篇故事：有關鼻涕和嘔吐的、有可能是起疹子的；或者是他們認識的某個人，有某位親友的孩子的情況就像這樣，醫師也叫他們放心，最後卻進了加護病房，**差一點沒命**。對一個從來沒照顧過病童的菜鳥醫師而言，這些電話造成極大的痛苦。我一邊聽電話，內心一邊冒出各種無法說出口的字詞，諸如**流行性腦脊髓膜炎**、**急性淋巴母細胞白血病**、**骨肉瘤**。我會問：「他有發燒嗎？」他們就說：「等一下。」之後回來跟我說，他的額頭摸起來熱熱的。每個人的額頭摸起來都熱熱的，每個人的喉嚨看起來都紅紅的。放學後還能怎麼過日子呢？我幫家裡的每個人都買了電子體溫計，告訴他們打電話問我前要先量體溫。我完全理解他們打給我的衝動，換作是我大概也會這麼做。我**的確**同樣會打電話找我的朋友邁可，他快七十歲了，是一位經驗非常豐富的醫師。過去幾個月來，他幫助我去除以為自己就要得到糖尿病（因為我發現皮膚有一個小小的贅瘤）和黑色素瘤（其實是一個血泡）的自我診斷，也阻止我因為運動後膝蓋疼痛而去做磁振造影。

如果你計畫要讓你家產出一位醫師，我建議選全科醫師。[2] 全科醫師最厲害的技能之一，就是有辦法區分憂傷的人和生病的人，以及區分生病的人和病情嚴重的人。若沒有一整套的觀察、一堆血液檢查、一兩張X光片，像我這樣在醫院工作的醫師，對那種判斷不太在行，尤其是在剛出道那幾年。區別生病的人和病情嚴重的人，是身為醫師的家族成員在茶餘飯後或電話線上最有用的才藝。沉默無聲、發熱、懶洋洋、無尿（沒有排尿），就達到要送急診的嚴重程度了。放聲大哭加鼻涕猛流，或許是吃普拿疼試試看的嚴重程度。

我知道，這些電話諮詢和走廊上的看診，都不是值得推薦的執業方式。我也認為，嚴格來說我每次的回應都應該是「去看全科醫師吧」，然而，規則和建議通常會因為充分理由而屈服及打破。例如，我哥哥住在農場，要開車好幾個小時才到得了夜間門診，他的兒子很容易氣喘。如果他每次打電話來，我就叫他和家人開車進城、然後在繁忙的急診處等到大半夜，這就是公然拋棄我身為妹妹的責任了。我認識他，認識那個孩子，他覺得靠我處理問題很有幫助。

[2] 編註：在澳洲，服務於地區診所的全科醫師（general practitioner，簡稱 GP），也可稱為家庭醫師，是澳洲醫療體系的第一環。當病人的情況超出可處理範圍時，全科醫師會為病人轉介至專科醫師（specialist），或到醫院做進一步的治療。

朋友和熟人則不同於家人，他們要請教我任何醫療問題之前，總是再三致歉，事後又道謝到超過我應得的程度。有時他們只是需要知道該找哪一種醫師、街上那個介紹骨科某某醫師的用詞是什麼意思、想徵詢第二意見會不會很神經質、我是否知道河的北岸有什麼優秀的老年醫學科醫師。我通常根本沒有什麼實質上的幫助。我曾傳真過幾個轉診、寫過一兩次處方；我的知識、人脈與親友的需求能夠連上的情形非常罕見。

隨時都有陌生人含糊地提到自己的疼痛、苦楚及問題，或忽然冒出一句話。他們很想告訴有同情心的人，我也忍不住想聽，我很愛聽。昨天，超市收銀員因為連續正壓呼吸器合併症而牙痛又恢復得不好；郵局裡站在我後面排隊的老先生的太太生病（說來話長），家裡又失火（說來話更長）；我女兒從露營地打電話說她頭痛（整天戴著潛水面罩的壓力造成的）；女兒的閨密想詢問腳割傷了要怎麼敷藥包紮。醫學的學位沒有帶給我多大的權威，倒是抹消了客客氣氣的故事和我女兒所謂的「TMI」[3]之間的界線。拿到醫學的學位之後，就不會有任何事情是「TMI」了。致歉是多餘的，這些事既不麻煩也不累贅：聽就對了，即使未必都有答案。那是我招引來的——通常確實是如此。這是我自己接受的位置，是我感知世界的一部分方法。我從小就一直

[3] 譯註：too much information，意思是「不想知道那麼多」。

對知覺能力懷著無底洞般地好奇，但如今我那張寫著「請多說一點」的臉孔，不再怪誕又令人發毛、奇形怪狀地長滿雀斑，而是漸漸變得可靠了。有醫師的樣子了，如果可以這樣說的話。

鐵人和醫師考試

澳洲全國的專科住院醫師即將參加專科醫師第一階考試，這項考試非常嚴格，相形之下醫學院的考試簡直是在玩跳房子。我為他們感到難過：在病房待了五年，如今卻落入因無知而心驚膽顫的牢籠裡。連八十多歲的醫師仍會作惡夢，夢到被迫再次參加考試。我在二〇〇八年應考，為了那個嚴酷的耐力考驗，犧牲了一整年的時間，把自己塞滿醫學論據，連吃東西都覺得不舒服。開車上班時、慢跑時、淋浴時，我都在聽複習講座的錄音。家人休閒玩樂時，我把摘要放在眼前；我在全家各處貼著便利貼，上面寫著各種路徑和診斷標準。整整一年的時間，我完全沒看報紙、小說或電影。我的所有想法就像是強迫症的迴圈，最後都會走到同一點：**我得讀書了**。考試完結後，我把一疊又一疊的筆記塞進一堆紙箱，走路時彷彿無重力狀態那樣飄浮著，所有想法的結尾都變成去峭壁跳水。

通過考試後我就得選擇一個次專科，再接受三年的訓練。由於不確定自己想做什麼，我在最後一刻選了核子醫學的進階訓練職位。我從忙亂的住院病房被拔起來、丟進一個懶洋洋的辦公室，很少看到活生生的病人，只有在外科醫師切除腫瘤之前，我會在病人的前哨淋巴結上的皮膚做個記號。我多半坐在上司的後面，努力解讀那些朦朧的掃描。經過多年寒窗苦讀，長期與重病患者有血有肉的人性短兵相接之後，我終於能夠坐在暗房裡的軟椅上了。

我們使用死記硬背的術語，判讀遍布黑點——腫瘤、感染、骨折——的四肢、肺部、全身的影像。在茶水間，操作掃描儀器的放射師提到「鐵人」這件事，就是他們自願付一大筆錢參加一種活動：游泳三．八公里，接著騎單車一八〇公里，最後再跑全馬（四十二公里）。「為了什麼呢？」我問他們。**「究竟是為什麼？」**他們聳聳肩，把沙拉三明治送進嘴裡，堅挺的二頭肌在聚脂纖維制服底下伸縮著，同時用下顎嚼碎食物。他們聊到訓練時數、飲食、訓練內容、個人最佳成績、小隊編制。我的腿部開始抽動。我本來正想像著他們是一群身材健美的偏執狂精神病患，下一刻便去買了可以監測心率加上衛星定位的防水手錶，還找了教練。教練為我設計了一套訓練計畫，就像上班一樣：每天兩節課，每星期二十二小時。然後我就徹底安心了。

我開始早上五點起床，開車去奧運游泳館加入我的小隊。快速水道有半職業選手和教練，還有一些身上刺著南十字星和鐵人標記的人，他們像鯊魚那樣在泳池中穿梭。我和一些瘦骨嶙峋的男孩、身形精實的女孩、一位六十五歲的女士一起游，這位女士曾經在完成鐵人競賽後，腳盤就掛在踝關節上像旗子那樣晃啊晃的，因為她跑到二十二公里時肌腱斷了。「不會痛。」她跟我說。「不完全撕裂才會痛。」

下班後，我就去練短距離單車競速和爬坡訓練，或是自己長跑。我買了一台義大利製的腳踏車，只有一袋麵粉的重量。我跟一群車友一起騎，直到我對他們的閒聊感到厭煩，之後便獨自一人騎車上路，每次騎幾個小時，把鞋底防滑釘鉗牢在鈦合金踏板上，探索著奮力與疼痛之間的細微界線，任由卡車從我手肘旁邊飛馳而過，我只想著已經騎了多遠、還得騎多遠。

我在小隊裡無足輕重，是莫名就加入的成員。那些不清楚我的姓名或職業的人，會從我的腳步風格得知我正逐步逼近他們，也可以從我的單車顏色認出我來。我們是一個奇特的團體，彼此的連結在於我們都勉強身體去做某些事。不必要求快速，只需要持續努力。我下班後的時間都在累積訓練的時數、行過的公里數、消耗掉的蛋白質公克數。我研讀運動生理學教科書和鐵人三項雜誌。我和那幾位放射師為我們的身體做骨質密度掃描，好得知身上的肌肉和脂肪準確的百分比是多少。我們互相診斷千變萬化的疼痛和傷勢。我試著計算我這顆三十五歲的心臟的生理年齡：我把自己推到極大值（每分鐘心跳一百九十六下），結果就是趴倒在草地上、心臟狂跳而胸口劇痛。當你沒有別的東西好研究時，可以從自己的身體挖掘出一大堆數據。

我在東尼·艾伯特（Tony Abbott）[4] 旁邊完成了半個鐵人，領先他一個小時。我參加了澳洲長程鐵人三項，取得業餘賽資格。我得更努力訓練，但我要穿上自己的競賽服，綠色的褲底會印著金色字體的「希區考克」。我練成了，汗流浹背、全身熱氣、開懷大笑，跟那些二頭肌和四頭肌為伍，那些全身溼透、手握踢水板的泳將，還有流線型單車騎士，以及高科技長跑健將。後來有一天早上，我站在游泳池畔，感到一股很不舒服的震撼：我看著那些人——我的小隊——在那一刻，他們就像是水族箱裡的一群特異、古怪卻又完全不知名的生物。

我退出小隊、辭掉工作，開始接受急診和一般內科醫學專科醫師的訓練。鐵人就只是一種複雜又確實耗盡氣力的方法，把我從考試帶回人生。

[4] 譯註：澳洲前總理。

男士俱樂部

每家醫院都有「住院醫師室」，只有年輕的住院醫師可以進去，在裡面拋開裝腔作勢和文質彬彬，可以稍微打個盹，把上司一腳踢開，大家各自安排約會，黑色幽默大行其道。這裡就像是沒有酒精的酒館。

我在同一家醫院從受訓醫師變成上司。一夕之間，我被擋在住院醫師室的門外，得到進入「主治醫師室」的許可。我把主治醫師室稱為「男士俱樂部」，裡面有大型沙發、古董肖像畫，還有一個放滿（未開瓶的）高檔酒的櫥櫃。我會去主治醫師室看信，那個房間幾乎人煙罕至，只有某個古怪的教授，或兩個人分坐在兩端。但是，馬桶蓋總是掀起來的。雖然我向來不參與馬桶蓋之戰——他掀起來、我放下去，我覺得還算公平——但基於某種原因，我開始解讀出這種情況的意思就是「去死吧」。

接受醫學訓練的女性人數現在比男性多了，不少人在背地裡哀嘆說這是醫療人力的「女性化」，認為這個現象會因為育兒任務而導致生產效率下滑、造成醫學系畢業生的醫療執業比例降低。

我曾在走道上與女性專科住院醫師有過無數次的交談——無論她們處於考試前後、是否有另一半——聊到生孩子的最佳時機。她們很緊張地靠近我，四下張望來確認不會被人聽到。我是什麼時候生孩子的？經過情形如何？我進病房的第二年就懷了雙胞胎，計畫請八週的產假，之後再回醫院擔任專科住院醫師，開始為期六年的專科醫師訓練。我在一家龐大的地區醫院工作，當我的肚皮日益隆起之際，醫院極為支持我，將我安插到較不急症的單位，像是高齡復健部門。生產後，他們讓我延長產假，後來又讓我和另一位跟小孩搏鬥的專科住院醫師合做一份工作。我每四個小時跑到急診處的臨時停車位，在我伴侶車上的副駕駛座餵奶，他們也不覺得有問題。這種彈性只會存在於與人力短缺奮戰的地方。假使有一整列同樣合格的人選大排長龍，誰會願意談判協商呢？我聽說有一位醫師，在專科醫師面試前夕接到一通電話，叫她不必白費工夫，因為她有孕在身。真的很可惡。但設想一下：你要聘用一位受訓醫師來擔任一項為期十二個月的職位，該工作很艱辛。他們做得愈多，隨著時間愈久愈進步，就會變得愈優秀，而你為病人擔心的事情就愈少。

雖然有例外，但大部分的部門主管都是上了年紀的男性，他們的妻子則在家相夫教子。這樣的安排在較年輕的男性專科醫師當中依然很常見，而且附帶著一種特有的悠閒自在：臨時得知下班後要開會、一大早就得上班——這些事都會害我落入高血壓危機——並不會令他們的孩子無人照顧。不過，我至少聽過五次，有男性醫師開玩笑說太太不准他們退休：**我會把她逼瘋；我會礙手礙腳；我會把食物碎屑掉在她的工作檯上。**

偶爾會有各式各樣的專科醫學會組成委員會，來處理結構上的性別歧視：工時缺乏彈性、歧視懷孕者。這些委員會或者逐漸消失，或者起草有理想性的建議，使用類似「堅持要求」或「必須遵從」這樣的字眼，但都只是在作秀。哪個部門會捨棄心無旁騖的奉獻精神，而**選擇**複雜糾葛和注意力分散？

我們可以改變醫院裡的結構，使醫院對家庭更友善。讓病房在小孩子放學後就收工，而不要做到晚上八點；規定要有一定比例的受訓醫師只有部分時間上班；提供陪產假；提供居家托育服務。這樣或許就會有多一點女性在醫院任職。

我和另一位醫師合做一份工作時，每週只上班一半的時間，其他的時間不上班。我並沒有對所有的事情都瞭若指掌，也不覺得我對病人的了解會跟我全職工作時一樣多。不過，沒有任何一位醫師每週七天、每天二十四小時都在醫院工作，我們始終都是一個龐大的工作團隊裡的一分子。資訊的傳遞不可能是完美的，一定會有某些細節被遺落或誤解。（那位家屬為何生氣？乙型阻斷器怎麼會停止？已經排除是肺栓塞了嗎？）事實上，沒有任何一個受訓醫師會覺得全然「瞭若指掌」，因此，能夠打電話給我的搭檔，是極有價值的事（而且備感寬慰）。

面對這些滿懷焦慮、懷疑自己能否擁有家庭生活的專科住院醫師，我請她們想像一下自己想要的生活。公立醫院可能很刺激、嚴苛、有錢，而家庭也是如此。有些領域可以很方便地通融輪班工作：家醫科、急診科、麻醉科。但我為受訓中的專科醫師感到難過。在她們所選擇的醫療生涯裡，最激烈的受訓階段與生育兒女的時間完全重疊。我既覺得「真不公平」，又覺得「要堅強一點」，想法來回擺盪。比起身兼三種不需專業技能的臨時工作而忽然懷孕的女性，女醫師已經非常幸運了。或許西方國家受過高等教育的專業女性，也無法樣樣兼顧。或許根本沒有人能樣樣兼顧。對我而言，那些男士笑話——「老婆不讓我退休」之類的——正道出了屬於他們的犧牲。

要懂得感恩，我外婆常這樣說。馬桶坐墊可以激怒我，但我選擇了這個俱樂部，幾個世紀以來它都是根據男士的安排來打造的。重新來過的話，我會再選擇它嗎？我常想起那一幕：我在堅持不懈地讀書和工作一年後，剛通過專科醫師的最後一階考試，我把兩個三歲的孩子扣在汽車座椅上，要帶她們去海邊玩，其中一個女兒以幼童還不懂得壓抑的銳利盤問，直盯著我的眼睛，她微微地抬起頭，下了一個既非發問亦非指責的結論：「媽咪，妳不能玩耍。」

鏽病案例

每年秋天的墨爾本國際花卉園藝展，人潮都把皇家展覽館和庭園擠得水洩不通。如果要騎單車經過園區旁的共用通道，你會聞到百合花的香味，同時要費力穿過由一台又一台長途巴士載來賞花、正等著再搭巴士回家的退休人士。園區周邊日以繼夜地壅塞不堪，大型露營車把旁邊的街道都堵住了。我通常會靠著街道的另一側，希望不要理會那些手拿盆栽和《美好家園》（*Better Homes and Gardens*）福袋的擁擠人潮。不過，家母後來告訴我，她參加了吊籃植物競賽，問我何時要去看她的作品在原位展示。

家母仍然住在墨爾本西邊近郊住宅區深處，我就是在那間位於鹿園（Deer Park）的屋子裡長大的。在一九七〇和一九八〇年代，我們那條街上的房子都有精心整理的前院。最引人注目的是一座大型墨西哥仙人掌花園，地上鋪滿了白色小圓石，主人是波蘭裔的；還有一個幻境般的花園，裡面的菊花跟人臉一樣大，是一位名叫佩蒂的老奶奶精心栽種的；另外是一個豐饒多產的義大利花園，裡面有一排又一排架高的蕃茄、茄子及豆子，完全沒有草皮。我家則是兼有草坪和樹木，只要草皮夠濃密且修剪整齊，看起來還算體面。街上都是小朋友，我們會偷拿小白石、佩蒂種的花，以及豆子——多半用來互相打打鬧鬧。

鹿園近幾年不太一樣了，看不到小朋友；平日走在街上，要運氣好才會遇到人。家母住的那條街，仙人掌和蔬菜都消失了，也幾乎沒有綠地。佩蒂過世後，她的花園變成水泥地。有不只一家的前院堆放著生鏽的車殼。乾旱對鹿園造成相當大的影響。

家母退休後便投入園藝，她看到報章上說園藝有助於預防阿茲海默失智症，而我們家族的女性因為遺傳的緣故，注定會在人生最後的十年掉光牙齒，無聲又傻笑地被餵食糊狀食物，所以她格外注重預防。她買了關於園藝造景的書，又進修一個文憑，還參加庭園同好會和園藝社團。對她而言，植物現在有了多音節名稱，感覺像是貴族。她把這四分之一英畝土地上的每一公分都化為庭園，幾乎看不到屋頂、籬笆、車道，這裡的植物爆滿了。她甚至在公共綠帶做園藝，即便水管拉不到那麼遠。看起來很像博物館的展示，主題是「維多利亞州東南部的本地草皮和灌木」。

乾旱期間要養活這麼多植物是很困難的事。單一退休人士所產生的洗滌水並不會很大量，但她盡力了：多洗幾次澡、不完全必要也洗床單、偶爾弄錯公告的澆花日、買一個大型儲水槽；她還告訴自己，水量消耗那麼大的原因是我們去看她的時候都太渴了。

家母為她的吊籃植物努力了一年，她用九十九澳元買了一些名字很長的本地植物，種在維多利亞皇家園藝學會的吊籃植物競賽的正式花盆裡，然後做完對吊籃植物該有的所有工作：經常澆水、每隔幾天就轉九十度讓陽光均勻曬到每一面、修剪、施肥、挑出枯葉、重新配置植物。假如我不去看，她一定不會原諒我。

我上網買了入場券，走進園區，柵門內的景象實在駭人：墨爾本外圍地區的所有人都來了。我直接朝吊籃植物展覽走去，那邊有超過兩百個吊籃作品，一排一排展示著。乍看之下很難辨識：都是植物種在籃子裡然後加上姓名條，有些綁著得獎的彩帶。我在後面的角落找到家母的作品，她的其中一株植物葉子上有一大塊褐色斑點，花盆上並沒有彩帶裝飾。我沿著走道走過去，看到各種不同類別的獎項：創意獎、色彩獎、質感獎、可食用植物獎、本土植物獎。「可食用植物獎」的優勝作品是一盆噴泉造型的荷蘭芹，綠得刺眼。「創意獎」的優勝吊籃作品是一球實心的多肉植物，做成可以使用的鐘面。我跟「質感獎」得主潘蜜拉閒聊了一會兒，她的吊籃是粉紅配淡黃色的瀑布狀牽牛花，加上絨毛狀葉片的草本植物。「其實我是想得『色彩獎』，」她告訴我：「但我對『質感獎』也很滿意。」她輕撫一片葉子。「不過，這個東西真是搞死我了，簡直就要拋夫棄子。我得用三個靠墊把它撐住。」

有個服務人員介紹我跟維多利亞皇家園藝學會的秘書打招呼，這位秘書就在位於巴克斯馬西（Bacchus Marsh）的住家客廳經營該組織。她告訴我，評審共有四位，都是來自「AHJA」。我困惑地看著她。「澳大利亞園藝評審協會（Australian Horticultural Judges Association）。」她解釋道。「那是為期兩年的系列活動，但我正在考慮明年邀請一位知名人士擔任評審，因為我們的知名度還不夠，以外頭的熱鬧場面而言實在不夠。」她向園區的展示館方向輕彈著尖頭的指甲。「但這個展覽是為一般的庭院園藝愛好者而設的，我們不是要賣東西。」

我提到我認識其中一位參賽者，問她是否可以講評一下那個吊籃。她看著家母的吊籃作品，摸摸其中一片葉子。「這個吊籃還不壞，但植物生病了，有鏽病。我們就沒有再進一步看下去。」

我覺得無法理解：家母肯定不會把生病的植物送來比賽。或許那個品種的本地植物本來就會有鏽病？

再來還會從志工所保管的桶子裡抽出最佳人氣獎。我捏造了幾個名字、變換不同的筆跡，一次又一次投票給家母的吊籃，直到看守桶子的志工開始瞪我。

展期結束後，家母順路過去拿回她的吊籃。她很失望沒有得獎，我告訴她，我跟其中一位評審聊了幾句，家母完全安靜不語。

「他們說，上面有一點鏽病。」

「怎麼會？我送件的時候很完美。」

「一定是被別的吊籃盆栽傳染的。」我說。「我沒有發現。我覺得妳的吊籃很有創意，質感和色彩都很棒，而且比其他的參賽作品更內斂多了。我超喜歡的。」

她走進展示館要取回吊籃，但保全人員說吊籃全都取走了。她不相信，跟保全發生爭吵，保全就讓她進去看。她空手回到我這裡，然後打電話給園藝學會的秘書。

「太遲了。」秘書這樣告訴她。

「太遲是什麼意思？」家母問她。

「我和丈夫處理這場競賽九成的工作。我實在太累了，沒辦法再多待一天，等大家來取回吊籃。所有的作品都分送到安養院去了。」

家母滿臉驚訝地掛上電話。「我的吊籃被送去安養院了。」我們彼此對望一秒鐘，目瞪口呆，然後笑了出來。

高齡照護

參訪護理之家
再思安寧緩和照護
失智症的療程

初次見到伊蓮娜時，我們少了兩位醫師，候診室擠滿了人。我叫她的名字，叫了四次，最後她終於站了起來：九十四歲的老婦人，身高一百二十五公分。

這個門診是針對多重慢性病的老年人：心臟、腎臟、肺臟衰竭；骨質疏鬆加關節痛；骨髓纖維化。基於講求效率，這些病人不能要求每次看診都要找同一位醫師，必須接受叫到他們的任何一位醫師。他們年紀很老、問題複雜、花費高昂，我們可不想把他們寵壞了。我們之間隔著一張書桌，我要直接把病人講的話摘要打進電腦裡，就像旅行社職員那樣。當然，大部分病人聽力不佳，所以看診時要高聲大吼。顯然一個認識你而且你可以信任的醫師，其重要性還不如至高無上的「效率」。我對於自己同意遵守的規定絕對會百分之百尊重，因此就跟護理協調師做了非官方的安排，開始固定看我自己的那些病人。伊蓮娜便成為其中之一。

伊蓮娜雖然聽不到，卻會輕聲低語。我看著她：她有白內障、關節炎；穿著沾有污漬的開襟毛衣；因為假牙比牙床還大，講話時便上下晃動，沒有跟嘴唇同步。我開始沒效率了：我從書桌後面起身，坐到她旁邊去，才聽得到她在說什麼。她的英文結結巴巴的，像寫書法一樣慢。我問她，下次來門診時要不要我幫她安排俄語翻譯。她看著我，眉毛挑了一下：「妳不喜歡我講的英文？」我問她，上次看診之後的情況如何，她回了一句後來每次都會講的話：「醫師，我九十四歲，很老了。」她每次這個時候都會稍微停頓，然後伸出一根手指，再做個畫龍點睛的總結：「但我還沒死喔。」然後她就笑了。

我感覺她的脈搏並聽肺部的呼吸聲，她則告訴我一些零零星星的事，過了幾個月，這些內容組合出完整的故事。在史達林時代的俄羅斯，她丈夫因為經營自己的裁縫店而被關進勞改營，他們不准他帶小提琴進去。整整一年裡，這位身形矮小的女子每星期遠赴勞改營，要求他們把小提琴交給他。她還寫信給史達林，他們態度才軟化。她丈夫拉琴的樂音實在太動聽了，所以獲得一份非官方的獎勵：雖然違反規定，但是伊蓮娜可以留在勞改營陪丈夫一個星期。

病人一旦住進養護中心，就不能再來這裡看門診了，那是另一個世界，所有的規定都不同了。當我坐在伊蓮娜身旁為她看診時，她蒼老而結巴地輕聲說道：「醫師。這星期。我弄髒了自己。有兩次。」我知道她即將住進養護中心。

只以功利主義經濟學為依據的醫療體系，有一個最根本的大問題，就是這項心照不宣的事實：一旦某個人不再具有生產力，給他的照護就不再符合成本效益。如果你又老又病，依賴國家照顧，你就死定了。伊蓮娜身為出生於一九一九年的猶太裔俄國人，早已死過好幾次——像是在一九四一年；後來她父親（此後她都不曾再見到他）介入她的命運，對她說：「天亮前妳就得離開。」

在伊蓮娜接連兩次錯過門診預約後，我發現她被安置在一家養護中心了。我很難過，而且愈來愈想要搞懂那些關於勞改營而只有她知道答案的問題：她丈夫自己住一個房間嗎？裡面有哪些東西？房間有窗戶嗎？那張床好睡嗎？他們吃什麼？她那時開心嗎？每當想起她，我就會沒來由地一陣恐慌。勞改營裡是什麼樣子？

我打電話到養護中心，請他們詢問伊蓮娜是否同意讓我探訪。她叫我明天過去。隔天我搭上醫院門前的排班計程車，請司機載我去那間護理之家。司機看著我的臉、接著看著我的識別證、再看著我的臉，然後載我轉個彎、再開了三百公尺。

伊蓮娜的房間有一張小床、一個衣櫥、一台小冰箱、一張單人扶手椅。我坐在她的助行器上，問她過得如何。她老了，但還沒死。我們都笑了。她跟我說，她跌了一跤，以為會被送去醫院，結果是住到這個房間。有一個人端來一杯茶和一塊深褐色的餅乾，從伊蓮娜頭頂上對我微微一笑。伊蓮娜用手指探進塑膠杯裡，說：「冷的。」然後就把杯子推開。我起身要離開時，她打開冰箱，裡面裝滿了深褐色的餅乾，連門架和抽屜裡都有。她堅持叫我帶一些回去，就用紙巾包一些起來，然後把這包餅乾放在我手中：「妳會再來嗎？」

我勉強迎向陽光，然後闊步走回醫院。年輕人支配全世界；我們輕率地施捨吝嗇的配額給老年人，而我們安全又安靜的身體機能，愉快地講述著我們會長生不老的神話。然後，我的病人們一個接著一個往後退到養護中心的小房間，再來就消失了。不久後他們都會離開，然後就輪到你我坐在單人斗室裡，喝著工作人員在早上十一點和下午兩點端來的淡茶，把餅乾堆積在小冰箱裡。還沒死，現在還沒。

再思
安寧緩和照護

我開始學醫之前，外婆就被診斷出患有特發性肺纖維化（idiopathic pulmonary fibrosis），我完全不知道那是什麼。「肺部有結疤。」她說。當我宣布自己打算當醫生時，她驕傲得不得了，逢人便說，像是在超市幫我們結帳的收銀員。她會看著對方，然後看我一眼，再注視對方，這時我就知道她要開口了：「這是我孫女。」對方會抬頭看一下，臉上表情彷彿是：「嗯？」她就側身靠過去對他說：「她要當醫師了。」我會翻個白眼，對她說：「噢，外婆……」

我去看她的時候，只要一踏進大門，她第一句話總是這樣說：「停下來，站住，轉一圈。」我會翻個白眼。「我只是想好好看看妳。」她都這樣說。「好，過來這裡，把那把梳子拿來。」她當過美髮師，我的頭髮通常不會讓她滿意。

讀醫學院第二年的時候，我買了第一副聽診器。當外婆說「站住」時，我就說：「等一下！」然後把聽診器從背包拿出來，掛在脖子上、轉一圈。你沒看到她的表情實在很可惜。

在我三年級的時候，她八十一歲了，鼻孔固定插著一根連到製氧機的長管子，管子的長度足夠讓她在家中各處移動。我們一起出門時，她會用推車帶著小型氧氣筒。她說：「我的肺部『有病』，這種說法真恐怖……妳可以聽聽看。」我用聽診器按著她粉嫩柔軟的皮膚，屏住呼吸。那時我已經知道那些細微的劈啪聲代表什麼了。她睡午覺的時候，我會拿著教科書爬上床、窩在她旁邊，而她則是從擺放了大約二十個枕頭的那側，靜靜地看著我。

有一次她說：「我右邊這裡非常痛。」「是怎麼痛呢？」我問她。「什麼時候開始的？怎樣會不痛呢？轉過來看看。」我輕壓那個點，她閃避了。「我想是妳的肋骨斷了。」我們都張大眼睛、彼此對看。她的醫師為她安排X光檢查，把底片對著光看，然後說：「妳有一根肋骨斷了。」她對醫師微笑。「我知道。我孫女有告訴我了。」

就在我四年級的臨床考試前，她夜裡在浴室跌倒，在冰冷的地磚上躺到早上。醫院的人說她心臟病發作，病情很嚴重。她太虛弱了，連喝水也沒辦法。她抓著我的手，如鋼鐵般堅定，輕聲對我說：「我還不想死。」醫師說：「我們或許要考慮安寧緩和照護……。」我央求他：「拜託你再試試。」

在醫院裡，外婆告訴我一些斷斷續續、朦朦朧朧的故事，講到我外公在一九五〇年代長腦瘤的事。他們知道那是腦瘤，因為有一天他在修車時，右手臂卻自動舉得比頭還高；他們就站在那台車旁邊，兩個人一起注視著這隻舉起的手臂，好像看到陌生人一樣。手術後，外婆在家照顧外公，醫師教她如何注射嗎啡。

有一天晚上，外婆的靜脈留置管阻塞，一位住院醫師過來，要找個位置重新放管子。我不知道那個靜脈注射是輸液、利尿劑或抗生素。他用權威的口氣對我說：「妳知道這是無效的，還這樣折磨她？」我試著解釋，對外婆而言，住進醫院再加上被扎針的疼痛，只要有機會讓生命延長一點就值得了。但我一時語塞，只能站在那裡承受他責問的瞪視，深深覺得羞恥。他叫我去走廊稍候。外婆因他扎針失敗而抽搐畏縮時，我聽見他輕聲哼著：「不好意思喔，可憐的奶奶。這真的很殘忍。我們知道這實在很不公平。」之後是短暫的安靜。「我們試試打在肘窩好了。」他對護理師這麼說。

打完針後，他們就走出來，不發一語地經過我身邊。我回到病房，用臉頰貼著外婆冰冷的額頭，跟她說我很抱歉。她輕聲說：「別擔心，我沒事。」

她回家住了幾個月，但沒辦法再外出購物了，而且多處骨折帶給她很大的疼痛。「妳一整天都在做什麼啊？」我問她。「我在回憶啊。」她一邊說，一邊用力地笑著。「我在把玩過去的記憶。」她很高興還能活著。但她的呼吸狀況漸漸惡化，手指開始發紫，後來就不能下床了。她沒辦法再思考什麼事，只能想到下一口氣，而下一口氣總是不夠用。我們討論後，我打電話給安寧緩和照護服務，他們讓外婆住進安寧病房，給她藥物來舒緩慢慢淹死的折磨。我會帶一本書去她的病房，爬上床躺在她身邊，她就把頭倚著我的肩膀閉目養神。

有些人推廣安寧緩和照護的「路徑」、提倡讓老年人在護理之家接受治療、要求制止「無效」的治療。我們試著找一些方法，使最後幾個月和幾年的生活能光鮮亮麗、預先決定好，並且（恕我直言）符合成本效益。但是，演算法或流程圖根本不可能考慮到臨終時的混亂和錯綜複雜。誰來決定哪個生命值得活下去呢？我們不可能預先知道自己會覺得怎樣是可以忍受的。如果你事先問我外婆，要她足不出戶而且固定連著一台製氧機，她會開心嗎？就算是在事情發生的一年前，她也會說別費事了，她寧願選擇死掉。幫我外婆做靜脈注射的住院醫師充塞著道德正義感，對於試圖把生命灌回一副殘破又瀕死的衰老病體十分反感；他不敢相信外婆會選擇這樣做，或應該被提供這樣的選擇。這是失去同理心卻偽裝成同理心，是失去想像力。

失智症的療程

芬曲太太被養護中心送到醫院來，因為她出手打了照護員。在這次事件之前，她顯然一直都是模範住民。雖然她看起來狀況不是太糟，但她有譫妄，那很可能是感染引起的。她坐在床邊，只要有人靠近，她就不高興地發出噓聲。「她不讓我測量生命徵象。」一位護理人員這樣說。另一位護理師則是哭著跑走了，因為芬曲太太罵她是肥婆。我站在她的床尾看著她，監測她的呼吸速率，試著從她露出的皮膚上察看蜂窩性組織炎或潰瘍。她轉身過來，瞇起雙眼，用手指著我說：「妳看過自己**這副模樣**嗎？……妳看過嗎？」她把手放下來，搖搖頭說：「妳以前那麼漂亮……現在妳自己看……妳令人厭惡。妳一無是處，只是個**骯髒又惹人厭的藥物成癮者**。」

「我知道。」我說。「真的很可怕。我很抱歉。」

她點點頭，滿意了。「所以妳應該要……」她指向對面的病床，有兩個病人躺在床上，瞪著天花板。「妳看看妳對他們做了什麼事。**妳看看他們**……妳看妳幹了什麼好事……」

我看過去，明白她指的是什麼，雖然那兩個人一兩天內還不會有問題。她又轉頭看過來，再次用魔爪指著我。「妳知道最可怕的是什麼嗎？就是**妳是故意的**。」

我不怕自己得失智症，這是一定會發生的事：我的每個姨婆在九十多歲時都得了失智症。她們並不會不快樂，她們還是完全感到滿足——甚至變得更活潑開朗。她們的子孫則有完全不同的感受，悲傷與愛始終如影隨形。我不害怕，但我會盡全力來避免或延緩失智。我喝咖啡、做運動、吃蔬菜、做研究、多閱讀、愛別人，也固定出門走動。

已開發國家的國民，壽命都延長了。醫師們暗自竊喜，政府則叫我們要勒緊褲帶。到二〇二八年，澳洲的失智症人數預估會超過五十萬，而我們都在等候醫學的突破發展。治療非傳染疾病的希望吸引著我們的想像力，也導致大量資金挹注於生醫研究計畫。贊助研究是好事，只要不會獨厚藥物研發而將預防與延緩的行動邊緣化。針對統稱為失智症的各類不同症狀，目前似乎還見不到醫學上的突破，多年來的研究都聚焦於「類澱粉蛋白假說」（amyloid hypothesis），認為在阿茲海默失智症患者死後，解剖大腦所發現的垢塊就是認知能力減退的原因。然而，大腦長滿垢塊的老年人當中，有三分之一絲毫沒有失智症狀。根據當前的掃瞄檢查而被診斷為「早發性失智」的人，當中有三分之二並沒有發病，而且永遠不會發病。某些極力廣告的失智症藥品宣稱能減緩病程並減輕症狀，這些說法幾乎完全沒有根據；在實驗中，這些藥品使人的分數在七〇分的量表中增加二・八分，造成的改變遠不及社會與行為的支持所帶來的效果。

二〇一〇年，凱倫・瑞奇（Karen Ritchie）帶領一群研究人員，在《英國醫學期刊》（*British Medical Journal*）發表了一篇流行病學研究，列出在尚未發現治療方法的情況下，有幾項策略可以降低失智症發生的機會。他們指出四項可修改的危險因子與失智症的發展有關：憂鬱、蔬果攝取不足、糖尿病、「晶體智力」（crystallised intelligence）——畢生的知性活動與文化接觸的程度。得到的結論是，改善這些因子很可能會大大減低失智症的發生率，甚至超過基因的影響。

與這篇文章並列的社論則敦促讀者記得，這些結果「可用來辨識某些人得到失智症的風險升高了；不過，要呼籲針對這些具體因子進行預防計畫，還是言之過早」。

有鑑於這兩位社論作者對於全民健康的態度，我好奇地讀了他們帶有利益衝突的陳述，看到他們接受了藥商提供給「研究」、「授課」、「演講」的酬謝金。

大約在那篇文章付印期間，贊助這些編輯的其中一家藥商，有一種「治療失智症」的藥品巴皮諾祖瑪伯（Bapineuzumab）正進入人體實驗階段，該藥物會去除大腦的垢塊。不幸的是，在之後幾年當中，研究顯示垢塊的去除對於認知能力受損並無影響，而且這個藥品（會是令人卻步的天價）還導致某些實驗參與者腦部腫脹和腦膜炎。

針對醫藥在患病人數龐大的疾病中的重要性，醫學和社會已進入一種共生性精神病（folie à deux）的狀態。我們相信基因、藥丸及酶會帶來健康，我們等候失智症的療法（肥胖症的療法、糖尿病的療法），而不去改變社會來減少其發生率和嚴重性。我們大幅削減社會福利方案和獲得全科醫師協助的機會，輕忽這些事將對日後各個世代造成的下游影響。

為了減少非傳染性疾病，我們需要採取的行動是社會性的：讓大家更容易多運動且飲食均衡、加強教育，以及提倡社區參與及有意義的工作。我們的集體妄想是：可以享有這樣的社會所帶來的一切好處，卻毋須具備讓這種社會存在的結構性支持；我們可透過發明及購買藥品來得到健康。

實在很難知道，何者較像是烏托邦式願景：神奇的藥丸，還是認真看待預防工作的社會？

藥丸，藥丸，藥丸

大型製藥公司

用藥問題

神奇解藥的紛紛擾擾

火紅的藥丸

過量的藥丸

大型製藥公司

大半夜，我躺在床上睡不著，想著我實在應該當外科醫師的。如果哪裡有問題，就可以把它切除。不廢話，直接切得乾乾淨淨。我們內科醫師只會坐在那裡，試著用一堆藥物來保護身體器官。保護身體器官就像在承平時期當兵一樣，你在那裡廝混，在處方箋上塗塗寫寫，以自己的存在和一廂情願的想法制止敵人進攻。

大部分的藥物只比一廂情願稍微厲害一點點，我這樣想著。龐大的全球藥物研究產業，正致力於一種小規模撥弄風險的方案。哪裡有英雄式的全新藥物可以救人一命？哪裡有全新的抗菌藥劑？根本就沒有，而這都是大型藥商的錯。把原本有的東西再擰出一點什麼，就可以賺大錢：把三％的風險變成二．八％，讓某樣東西變得對消費者更便利或更昂貴。我們假裝這是在進步，但其實只是轉圈子。我們假裝自己的醫療介入非同小可，假裝在作戰，每個決定都攸關生死。我們多半是在外緣笨拙地白忙，為了X藥品和Y藥品的比較而煩惱。藥商會叫我們選擇X，一定要選擇X，因為它以〇．〇〇一%勝出。

就在我沉思之際，一位專科住院醫師打電話給我，他說急診處轉來一名年輕男子，肺部一半的血流被一大塊血栓塞住了。我停止自憐，開始發號施令。

血栓造成極大的傷害，使血液無法送到心臟或大腦的某些區塊，造成心臟病發作或腦中風。血塊會阻塞腿部的深部靜脈，使靜脈變成像豬血糕那樣，可能會脫落而卡在肺部，造成肺栓塞。血塊會阻塞心律不整的纖維性顫動心房，或往上流到大腦中。大部分癌症病患最後的情況就是被血塊阻塞重要器官。血塊會使人喪命，但我們可以治療血塊。

幾十年來，我們都是用一種叫做華法林（Warfarin）的藥物來治療各種血塊，尤其是避免心臟纖維性顫動形成的血塊被送到腦部。病人都戲稱這是老鼠藥，因為確實就是老鼠藥，而且很有效。內科醫師對這種藥都很有感，知道該給誰服用、不能給誰服用。如果服用太多，也有解毒劑可使用。但是近年來，有非常大量的「稀釋血液」的新式昂貴藥物，襲捲了健保藥品補助系統（Pharmaceutical Benefits

Scheme），成群的藥商業代提著裝滿浮誇廣告小冊的公事包，紛紛強力推銷這些新藥。

一連三個星期，我們都在期刊討論會（醫療同仁的一種讀書會）上討論血塊問題，這星期也一樣。我們不能仰賴藥商的銷售人員來提供資訊，必須自己檢視這項研究：這些閃閃發亮、價值數百萬澳元、由數以千計比我們的病人更年輕且更健康的病人擔綱的藥廠試驗。

我曾和一家藥商的業代喝咖啡，她送我一本我想要的教科書，我就坐著聽她舌燦蓮花地介紹她們公司，當作我的回報。我沒有持續聽她在講什麼。她還清楚自己到底在講什麼嗎？她是否這樣做太久了，所以根本是不假思索？「妳的雙胞胎最近好嗎？」她問我。真是好記性，幾年前她曾看到我大腹便便在病房裡笨重地移動著。

對我而言，這些業代都是同一種模樣：穿著套裝的美女、參加週末三鐵俱樂部的英俊型男，閃爍著比我年輕十歲的雙眼。那是一種誘惑。他們一個又一個試圖用食物、奉承、藥名來打動我們，直到藥品變成像家人一樣熟悉，直到我們對藥品和他們有了信任，直到我們選擇X而捨棄Y。

藥商的業代利用醫師的不確定感，利用我們因不知道而焦慮的感覺。他們利用我們的擔憂：怕做錯事、做得不夠好、跟不上時代。如果你想要的話，他們就請你吃午餐、吃晚餐，幫你買商務艙機票。我不想要。我不吃他們的東西，不接他們的電話，不看他們的廣告，不拿他們的錢。我認為公立醫院裡不能有詐騙集團。

他們所推銷（他們是說「代表」）的新藥並不是廢物。只要讀過這些試驗報告，就會知道新藥和我們可靠的舊式老鼠藥效果相差無幾。假如服用太多，你可能會癱軟跌倒在桌子底下、像老鼠一樣嚴重出血。如果劑量不足，血液可能會像香腸那樣結塊。新藥最主要的好處應該是不必經常驗血來監測，不像華法林那樣。

新藥價格高昂，而且花了一些時間才得到許可。有一家藥商架設了一個網站，鼓勵大家寫信給他們的國會議員，抗議遲遲等不到許可證；這家公司刻意回避專家，很積極地把他們的藥品達比加群（Dabigatran）推銷給所有全科醫師，在診療室堆滿免費的試用包和午餐。病人非常喜歡（無需驗血），全科醫師也拼命開立這種藥，但後來才發現，達比加群預防心臟病發作的效果並不如華法林。後來這家藥商自己有一份報告指出，有些服用達比加群的病人還是需要做一點監測，確保血液不會太稀、不會出血而死。

這家公司有一些員工試圖把這項資訊壓下來。「這難道無法避免嗎？」有人寫道。公司內部的研究人員被要求再核對一次，確認針對監測的建議**真的**有真憑實據。假使醫師知道新藥對心臟病發作的保護較差、甚至如果有些病人還是需要驗血，他們可能就不會再開立新藥作為處方了！為了賺錢、為了行銷這個閃亮浮誇的新產品、為了銷售成績和年終分紅，這些事實難道不能避而不談嗎？拜託了！

用藥問題

在一場餐會上，主人起身感謝大家光臨，並舉杯向家人致敬，然後告訴大家，他已被診斷出憂鬱症。他向旁邊轉頭，用手指按著眼角。大家都屏氣凝神不敢動。「但是沒關係。」他說。「我明白我得的是一種疾病，是大腦的化學不平衡造成的。」

銷售全世界的抗憂鬱藥品，為藥商帶來數百億的進帳。澳洲的醫師每年開出一千七百萬張藥單，價值超過五億三千三百萬澳元，其中的八五%是由全科醫師開立的。

在我的病房裡，很多高齡的病人都在服用抗憂鬱藥物，包括嚴重失智的老年人。有時就是副作用害他們來住院：暈眩導致跌倒；譫妄；血液中的鹽分驟降，造成意識混亂、頭痛及癲癇發作。「你在服用抗憂鬱劑。」我會這樣說。「醫師為什麼開這種藥給你呢？」他們回答：「我服用什麼？」或說：「幾年前我丈夫過世時，全科醫師開給我的。」我有一位住院病人是五十多歲的男性，他有過一次大中風，走路和講話都不方便，也無法再養活一家大小了。週末來病房幫我輪值的醫師，建議我開始給他抗憂鬱劑。「他在哭，我認為他很憂鬱。」她說。

身為醫師，我們希望能幫助人。開藥是一種令人滿意的動作：我在這裡，我有做事。

抗憂鬱劑如何成為醫療史上開出最多且獲利最大的藥物，這整段歷史故事相當有意思。在一九五〇年代，有一大堆症狀被命名為「抑鬱」，並定義成一種病。之後的幾十年，治療該疾病的藥物就被大肆行銷，大部分是根據這些藥物被假設的作用機轉所具備的優點。製藥公司出資進行臨床試驗，然後公布那些在統計上呈現顯著優勢的藥物治療結果。這種疾病模式被推廣成對病人友好，因為它明顯反對視憂鬱症為道德或個人失敗的看法。一再有人引用數據，將廣泛開立抗憂鬱劑與自殺率降低相連。重要的意見領袖也支持這些藥物。國家級的準則建議將這些藥物開給嚴重憂鬱的病患；醫師再向外推，把這些藥物開給每個人。

在美國，這些藥物在電視上廣告，叫觀眾要求醫師開立處方，修護大腦化學物質不平衡、血清素不足、痛苦和悲慘，讓他們能再次明眸皓齒、秀髮靚亮地在沙灘上奔跑。不幸的是，廣告漫畫所描述的藥物在血液中飛馳、擊潰飢餓的神經末端彷彿擊碎皮納塔（Piñata），[1]根本就是胡扯。神經科學並沒有什麼證據指出這種過度簡化的化學不平衡理論是正確的，這其實比較接近神話而非科學。所謂大量的抗憂鬱處方藥降低了自殺率，也沒有真憑實據。有確實的證據顯示，因為相信這種化學不平衡理論，使得社會污名更嚴重、症狀持續更久。輕微到中度的憂鬱通常是一種短期的經驗，可能會惡化或好轉。

最重要的一點或許是，這些試驗最近經過重新鑑定，結果顯示這些藥物對於被開立處方的大部分病人並無幫助。研究人員運用美國的資訊自由法，揭露了製藥公司原本隱匿的數十項試驗。他們將已發表和未發表的試驗綜合起來，發現其中有一半的結果證明這些藥物的功效（些微）優於安慰劑，另外一半的試驗則顯示為完全沒有作用。

我並不認為身體虛弱、失落、貧窮或受虐對精神造成的影響，必然會是稱為憂鬱症的疾病。我也希望有一種安全的藥丸，可以減輕一般的痛苦，這樣的話我就會拼命開給病人，我自己或許也會服用。但很不幸地，對於找全科醫師看病的人來說，所謂的抗憂鬱藥物只有極

[1] 譯註：一種拉丁民族的節慶玩具，以色彩鮮豔的紙張紮成玩偶或人物造型，裡面裝滿玩具和糖果，懸掛起來讓人用棍棒打擊，打破時玩具和糖果就會掉出來。

小的好處，卻有許多副作用（包括有可能稍微增加自殺的風險），又很難停藥。我很高興世界上有精神科醫師，因為我沒有受過相關訓練，無法治療那些對凡事都毫無感受或只感覺得到痛苦的人，這些病人都非常想死。如果你有這種感覺，就一定要尋求協助。如果我覺得我的病人有嚴重憂鬱或自殺意圖，我會緊急請精神科的同事來看他們。被非精神科醫師開立抗憂鬱劑的病人，大部分都不是這些人；根據確實的試驗數據，這些藥物對他們的幫助並不會大於規律運動、心理治療、貫葉連翹（St John's wort）[2]或安慰劑。這些病人可能並不需要藥物，而是需要社工師、心理學家、做復健、有工作、居家協助；需要的可能是講話的對象、聽他們說話的人。

抗憂鬱劑用量爆增的現象，還可以有另一種解讀：藥丸代表製造者和推銷者的大筆收入，但對社會而言相當便宜。如果社會造成的不幸被定義成疾病，那麼幫助這個充滿受苦人民的國家的壓倒性重任，就可以推給醫療了。社會孤立、失業、暴力、身心障礙、貧窮、種族歧視、霸凌，都不必處理了。這些不幸的成因，並沒有單純或輕而易舉的解方，而我們對於一無所有之人的回應，已變成「給他們藥丸」。「跨越憂鬱」（Beyond Blue）[3]網站上有一篇文章〈憂鬱症的成因〉，配圖是一位澳洲原住民男士的大型照片，影中人平靜地露出愉快的笑容。

[2] 譯註：又名貫葉金絲桃、聖約翰草，為金絲桃科金絲桃屬植物，是歐美的常用草藥，主要用於婦女調經，也有寧神、平衡情緒的作用，臨床上發現對抑鬱症患者有療效。

[3] 譯註：澳洲從事憂鬱防治及心理健康促進的知名團體，對於心理健康工作及方案制定有很重要的影響。

神奇解藥的紛紛擾擾

二〇一三年，我在《衛報》（*The Guardian*）上看到抗生素可以治療慢性下背痛，還以為是在開玩笑。再來會是什麼呢？精神科醫師要宣稱憂鬱症是心臟感染所造成的，可以用盤尼西林治療嗎？

我通常不靠報紙來使自己的醫學知識跟上時代。我和大多數在醫院工作的醫師一樣，依賴的是會議、研討會、走廊上的交談，以及重量級的期刊。但我得在期刊討論會上報告一篇論文，於是去查閱原始研究內容。

報紙上的文章是根據一項雙盲的安慰劑對照試驗——讓經常背痛且磁振造影顯示有椎間盤發炎的病患服用抗生素，結果令人大為驚奇：服用抗生素一百天的病人當中，有三分之一的人呈現出明顯的改善。

有很多背痛的人接受手術治療，有時候很成功。神經外科醫師懷抱良善的信念切開你的脊椎，他們知道若要治療你的疼痛，除此之外別無選擇。但是如果你只需要服用鼻竇炎標準治療藥物三個月，就不必開刀了呢？我寫了一封電子郵件給一位我認識的神經外科醫師，他從來沒聽過這項試驗，也很好奇我是否弄錯了，應該是指骨髓炎（一種急性的骨骼感染）。我把那篇文章寄給他，他轉寄到他的部門，當天下午他傳來一封電子郵件，是另一位神經外科醫師寫的，上面說：「假如這真的有改變典範的分量，就會發表在聲望更高的期刊上了！」

一則假設就只是把許多事實收集在一起、然後填滿當中的空缺。這個故事是從一些事實開始的：有些長期背痛的患者，磁振造影顯示脊椎骨有某種發炎；有些手術切除的椎間盤會有細菌滋生，包括一種寄生在皮膚上的痤瘡丙酸桿菌（Propionibacterium acnes）。研究者的故事要成立，痤瘡丙酸桿菌就需要寄宿在椎間盤、造成疼痛，然後被抗生素消滅。他們是這樣填滿空缺的：痤瘡丙酸桿菌多年來被認為是一種污染物，在椎間盤切除的時候跟著移動；但是當我們刷牙或抓搔皮膚時，就把微小的細菌飛沫送到血液中。通常病菌在某處停留並造成破壞之前，免疫系統就會將之消滅；但是當椎間盤被移開時，會導致周圍的骨骼發炎，而發炎造成血流量增加，裡面夾帶著細菌。椎間盤裡的氧含量很低，這正是痤瘡丙酸桿菌喜歡生長的環境，於是這個細菌就移居到椎間盤裡，分泌丙酸，丙酸溶解附近的骨骼和骨髓，使之無法痊癒，結果就導致疼痛。如果殺死細菌，骨骼就會痊癒，疼痛也會消失。上述內容便加總成一則偉大的故事，帶來一個永遠幸福快樂的美妙結局。

二〇〇五年，巴里・馬歇爾（Barry Marshall）和羅賓・沃倫（Robin Warren）獲頒諾貝爾獎，因為他們的研究證明有一種細菌導致胃潰瘍，儘管他們起初飽受揶揄和拒斥。腸胃外科醫師的手術室一直人滿為患，潰瘍的胃部一大塊一大塊地切除，誰會相信在胃部內層的深部潰瘍——導致病人流血致死或罹癌的潰瘍——是細菌所造成的？醫學典範的改變既緩慢又令人憂慮：有人會失去自己的事業、公司的股份，以及名聲地位。「假如真有此事，」我的外科醫師友人針對背痛研究的發現這樣寫道：「有很多神經外科醫師就要失業了。」

正如媒體大部分的煽情報導，整個內情並不只有起初報導的內容。研究人員僱用了公關公司來發布研究結果。他們並未提及一個重點：大部分的背痛患者沒有椎間盤發炎的磁振造影；報告中也沒有提到一個事實：在試驗結束時，沒有任何一位受試者背痛請假的天數減少了。這些方法是有瑕疵的：服用抗生素的病人所做的磁振造影掃描，多半與服用安慰劑的受試者相當不同。研究人員被指控有嚴重的商業利益衝突：他們開辦一個非官方門診，用抗生素治療背痛，還製造出一個很花俏的縮寫（MAST，意思是莫迪克抗生素脊椎療法〔Modic Antibiotic Spinal Therapy〕），又設立一個訓練學會。這一切都只根據單一又頗不可靠的研究。

傳染科醫師極力主張要謹慎小心，他們是醫院裡的激進分子，不斷地提醒我們，抗生素是一種珍貴的資源。把廣效性抗生素散播到全世界，就會滋生有抗藥性的超級細菌，到時我們就要重回起點了：得用新鮮空氣和水蛭來治療感染。有些國家的療養院裡住滿了必須隔離的病人，因為他們的結核病接受治療後依然持續惡化；已開發國家的高科技加護病房裡，也有病人的感染對現有的抗生素全都具有抗藥性，因而命在旦夕。每一種治療都有造成傷害的潛在可能性，但是抗生素的危害不只是影響當事人——例如急性肝衰竭——還會禍延整個社會。

醫學上真正的典範改變一開始只是一則故事，之後某一天才被證實為真確；如果這種情形真的發生了，第一個講述者就會變成先知。但比較常見的情形是，這個假設被證明為錯誤（超大劑量維生素C療法就是一例）。這則故事依然是個轟動卻模糊的神奇療法，被主流醫學拒斥，只會在邊緣實行；最初的講述者則被貼上江湖郎中的臭名。

世界各地都有一些團體，此刻正在以他們能夠取得的椎間盤進行細菌培養，並安排更大規模、更強力的試驗。

我希望這則故事日後會證明為真，但我們就拭目以待吧。現階段，如果你背痛難耐而去看病，大部分的醫師都不會給你抗生素，因為我們只是醫師：既非希望渺茫的先知，也不是江湖郎中。

火紅的藥丸

去年夏天，我在住家附近的泳池游泳，當時接近正午，我知道應該上岸遮陽好保護皮膚，但是池水清涼而陽光暖和，覺得很舒服，我認為或許再補充一點維生素D就好了。我看到一位女士穿著全身式潛水衣，向泳池走過來，她還穿著襪子、帶著連指手套和面罩，臉部只露出一個小圓圈。她調整手套時，我聽見她對身邊的女士說：「若非必要，我才不要穿成這樣，這是有醫學原因的。」我真想請教她有什麼醫學原因。我看看自己的曬斑，從泳池上來。

隔一個星期，有位病人告訴我，一名標榜自然療法的全科醫師要幫她進行所謂的「馬歇爾醫療方案」（Marshall Protocol），[4]她請教我的意見，我說我從來沒聽過。她看著我，彷彿我是個孩子。「是關於維生素D的。」她說。我開始不安了：這會是我應該知道、卻老

[4] 譯註：由崔弗・馬歇爾（Trevor Marshall）帶領的團隊所研發的做法，以抗菌劑治療慢性發炎病症。

是記不起來的內容，像是自體抗體陰性（anti-Ro）和自體抗體陽性（anti-La）的區別那樣嗎？該方案規定她要長期不能曬太陽——或許要超過一年——而且不吃任何含有維生素D的食物，看起來是要把細菌餓死、修復免疫系統。「我都把自己關在家裡，窗簾全部放下來。」她說。

此時，大家都用宗教信仰的熱忱在宣傳維生素D。維生素C在一九八〇年代也曾風靡一時，那段時間裡，維生素C可以治百病——癌症、流感、心臟病發作、愛滋病毒——並讓我們活到一百五十歲。小時候，我和哥哥就從這股熱潮占盡了好處，專家都說吃糖會導致過動，但維生素C**有益健康**。我們脅迫媽媽要買那種吃起來就像超大綜合涼糖的超大罐香濃柳橙錠，然後我們就一邊看電視、一邊大把大把地抓來吃。對我們而言，維生素C就是一種取之不盡用之不竭的合法棒棒糖。

在饑荒或嚴重吸收不良的情況下，維生素缺乏症會造成真正的疾病：缺乏維生素C會引起壞血病，缺乏維生素B1會引起心臟衰竭和神經病變，缺乏維生素B12會造成貧血和神經受損。古代埃及人知道攝取動物肝臟可以治療夜盲症（缺乏維生素A所造成的）。軟骨症——骨骼變得虛弱、柔軟、畸形——通常是極度缺乏維生素D所造成的。

在十八世紀，治療軟骨症要服用以蝸牛、蠕蟲和啤酒熬煮的濃湯。

我們從蛋黃、動物內臟及富含油脂的魚類攝取維生素D，但是要讓皮膚曬到太陽，才會產生體內主要的維生素D。顯然我們都會有一點缺乏維生素D，因為我們待在室內的時間太長了：工作、玩耍、遮陽。這種輕微的維生素D缺乏症，已被發現與各種問題有關，從骨折和跌倒，到憂鬱症、癌症、心臟病發作。維生素D錠是最新的神奇萬靈丹，只要你上醫院或是找全科醫師諮詢，就很有可能要接受維生素D指數的檢測。澳洲每年花一億五千萬澳元的全民醫療保險經費，來支付四百萬件維生素D檢測。我們為了「神效的濃度」而辯論：每公升血清要有五〇、七〇或一〇〇奈米莫爾呢？

維生素和其他的營養補充品都是大生意——對於製造的藥廠、銷售的藥商（全球每年銷售估計有六百八十億美元）、檢測我們血液維生素濃度的實驗室而言皆然。

你花個一千元，就可以請另類療法的治療師把高劑量維生素D直接輸入你的血管，而別的醫師可能會宣稱那只是提供食物給細菌。非主流醫學的做法就是撐死你或餓死你，醫師則在兩者之間緩步前進，多半就是建議維生素D濃度過低的人補充低劑量。

在已開發國家裡，可以走動的一般人很少會罹患真正的維生素缺乏症，但是有超過三分之一的人會服用某種型式的維生素補充劑，因為他們相信自己缺乏**某些東西**。

有愈來愈多證據顯示，沒有真正缺乏維生素卻服用補充劑，是會造成傷害的：更容易罹癌、更可能心臟病發作、更常骨折。維生素D過量（維生素D過多症）會導致血液中的鈣濃度飆高的危險，會造成意識混亂、肌肉無力、嘔吐、腎結石、骨質脫鈣、疼痛；維生素D不足則是導致骨骼變薄。但我們還不清楚維生素D濃度過低是否會造成別的疾病。有許多觀察研究顯示，健康狀況不佳者的維生素D濃度較低，但是並沒有可靠的證據指出維生素D濃度過低會導致健康問題。如果你身體不適，就會想待在室內，並且維生素D的濃度會比較低。要再等好幾年，我們才會開始看到最早的大規模隨機對照試驗的結果，得知維生素D補充劑與安慰劑對各種非骨骼健康問題的影響。對於西方人拼命追求健康的重要目標而言，或許少量的補充劑會有幫助，但是超高劑量或極端的剝奪都無法治療什麼，反而會造成真正的傷害。

維生素是好東西，但如果你能獲得數量足夠的真實食物、一點陽光，你就很可能會得到身體所需要的所有維生素。沒有任何藥丸可以抵銷吸菸、不活動、每天喝掉一瓶威士忌所造成的傷害。新鮮的農產品讓你的身體細胞吸滿無法裝瓶的營養。事實就是這麼平凡無奇：如果你想活得好、活得久，就要有天時地利，祈求上蒼庇佑，多吃蔬菜，多散步。神奇解藥幾乎都會變成棒棒糖或毒藥。

過量的藥丸

在某次文學季期間，有一場討論是關於醫療如何反映出執行醫療之社會的價值觀，訪談者問我一個問題：我是否認為主流醫學和另類醫療可能會有「真正合而為一」的一天。我們原本談著關於年長者就醫的立場，他忽然提出這個問題令我吃了一驚。「真正合而為一？」我問他。他熱切地點點頭。「你是指結合西方醫學和另類療法嗎？」他繼續點頭，還對我微笑，彷彿我一定會跟他同一陣線。「不會的。」我說。「我覺得不會有這一天。」

「另類醫療」是個很耐人尋味的概念。到底是指不同於**什麼東西**的另類？是像政治上的左右之爭嗎？如果某個東西是根據與另一個東西對比來定義的，二者怎麼可能「合而為一」呢？已經再三強調，並沒有所謂另類醫療，只有有效醫療和無效醫療。如果實證科學證明某種介入治療有效，該治療就不再被視為「另類」，而會變成醫學。

我還在讀醫學院時，有一位同學是個自然療法師，他打算成為全科醫師，施行整合（或「輔助」）醫療。他要開店並運用維生素、草藥及順勢療法（homeopathy），[5] 再輔以一般藥品。他會幫你量血壓，然後檢測虹膜來診斷你身體器官的功能障礙。他走路時有王者之姿，就算你比他高，他也是君臨天下般地俯瞰著你。他始終是八風吹不動的樣子，即使教授站在演講廳前轟爆他深信不疑的每個理念。

我們混處在同一個社交圈：格格不入者和異端邪說者。我滿喜歡他的，但很受不了他的高傲自大。我們彼此爭辯，尤其是針對順適療法。順適療法遵守三大原則：讓病人接受某個疾病的極微小劑量，是可以治病的；治療應該個人化；任何治療都應該使用最小劑量。後面兩項原則完全合理，理論上應該所有醫師都要遵循。但是在順適療法中，最小劑量需要把藥物稀釋到一個程度，最後得到的藥劑裡連單一的活性分子也沒有了。

我問他，所謂「水有能力保有曾經遇過的物質的『記憶』」這樣的觀念，如何「整合」到醫學裡？醫學是一種實證科學，相信分子只能是存在或不存在，如果不存在就不會有作用。我會認為，順適療法的理論基礎，從根本上就與我們對化學、生物學、生理學、疾病的認

[5] 譯註：順勢療法的理念是刺激人體的自然防禦或自癒機制，以自身的生命力（自癒力）幫助人體維持健康狀態。主要信念之一是，每個人都有生命力或自我修復的能力，症狀是身體表現自己失去平衡的方式。順勢療法致力於鍛鍊自癒恢復的根本能力，利用「以同治同」的原理，也就是原本會引起人體某些症狀的物質，將其稀釋震盪很多次之後，成為無窮微量的震盪稀釋液，就能治療有相同症狀的疾病。

識完全不相稱，而且從未在多項大型、雙盲、隨機、可控制的試驗中證明為有效。這太荒謬了。

他會微微把頭偏向旁邊，流露出悲哀的表情：為了我的無知、我日後的病人以及我感到悲哀。

對西方醫學幻滅，在澳洲並不少見。在一九九〇年代，我跟一位舞者友人說我正申請入讀醫學院，她睜大雙眼、張開嘴巴卻不發一語。另一位友人則是輕拍我的前臂，傾身對我說，她非常擔心我：究竟是出了什麼大問題，以致我會想**那樣做**？

主流醫學被譴責是簡化論、沒人性、不符合整體原則；主流醫學否認在墨爾本中央商業區有萊姆病（Lyme disease）；[6]不認真看待慢性疲勞症候群；奚落那些確信自己有檢測不出的自體免疫或過敏問題的病人；以及壓抑事實：食物、維生素或臭氧灌腸法有可能治療癌症、是免疫作用造成自閉症。醫師都很傲慢獨裁，也不跟人溝通，只會開刀、開藥、叫你出院。西方醫學為了讓醫師和藥商賺錢，要我們持續生病。幾乎每個人都可以告訴你一個故事，說明醫療如何無效。另類醫療似乎提供了一種替代選項，整合醫療和輔助醫療正是試圖改善主流醫學蹩腳的成效。

[6] 譯註：感染伯氏疏螺旋體（Borrelia burgdorferi）的蜱蝨叮咬人體後，傳播給人的傳染病。曾經有一段時期，數千名澳洲人聲稱患了萊姆病，但醫學研究報告堅持認為，沒有證據可證明澳洲存在萊姆病，因此澳洲醫界並未給予該疾病臨床定義或診斷方式。換句話說，萊姆病在澳洲醫界並不存在，使得民眾被迫花費數千澳幣前往德國、馬來西亞及美國尋求診斷和治療。

澳洲人民很熱衷使用各種另類保健產品和療法。在二〇〇八年，全國處方服務藥物資訊協會（NPS MedicineWise）的領導群做了一份調查，顯示六五%的澳洲人民在過去十二個月內，使用過一種以上的「輔助醫療」。若再加上從超市或藥房自行購買維生素補充劑，那麼要說大部分澳洲人會為了身體健康而使用某種方式的另類療法，並非誇張之詞。

※

我花了很長的時間，思索醫學這個專門學科變成什麼了。我曾在大型市立醫院的急性內科病房服務，照顧的是被救護車送到急診處後因病情嚴重而住進樓上病房的病人。在病房裡，醫療可以強大到救人一命。如果有人有血塊、感染或心律不整，我們有藥物可以處理。外科醫師可以切開或修補患病的組織、換掉破裂的關節，讓病人能再次行走，或是植入新的肺臟與心臟，將癌細胞消滅或延緩其生長，讓心臟再次跳動。這是電視版的醫學夢想——宛如英雄的醫師以雙手、幾支器械及藥櫃，拯救病人的生命。這也是一直在發生的真人真事。但是在這些病房裡，我們投入時間來治療被破壞的身體部位或立即威脅生命的疾病時，至少會花同樣多的時間來修補社會災難（藥物濫用、無家可歸、暴力攻擊），以及畢生的身體受虐或疏忽所造成的毀滅性影響（飲食失調、體能活動不足、吸菸、飲酒）。每間病房裡大約有三分之一的老年人之所以躺在醫院病床上，是因為某位醫師基於善意給的處方藥物造成了副作用；藥物的使用過量、非必要的開立、意想不到的副作用，從而導致病人生病。

澳洲是個富裕的國家，我們有免疫接種和乾淨的用水，蚊蟲不會致命，大部分的人不必挨餓，我們的疾病也反映出這個狀況。我們已進入所謂非傳染性疾病的時代：糖尿病、心血管疾病、癌症、肺氣腫，當中有許多可歸因於我們的「生活型態」。

不久前我去聽一場演講，主講的內分泌專家給聽眾看了一張墨爾本地圖，上面標出第二型糖尿病在各個住宅社區的發生率。社區居民的平均社經地位愈低，糖尿病的發生率就愈高，相關性百分之百。演講者指出這一點並建議應該展開行動，開始收集更多數據、聘用更多內分泌專家，確保這些社區裡因糖尿病住院的病人會得到更佳的監測和治療。我靜靜地坐在台下，表情彬彬有禮、雙手放在大腿上，心裡卻很想掐死某些人：掐死他、掐死我的同事、掐死政府、掐死我自己。在病房和診間裡，我們承擔的責任是處理黨派權術、政府政策、厄運及個人選擇綜合起來的後果：貧窮等社會問題的後果，以及飲食無度的後果。

缺乏與過度所導致的疾病，不可能藉由醫藥來解決，但是許多醫師、研究人員、政治人物與贊助單位，以及大多數的人民，似乎都相信醫療可以做到。這位內分泌專家沒有伸出拳頭、號召大家戰鬥，並不是他的錯。他是一名醫師，關注的焦點是胰臟製造不出代謝超量的糖分以便庫存超量的脂肪所需要的胰島素。他做了自己受訓練該做的事：治療細胞。醫學想要提供協助。

除了非傳染性疾病，西方國家還有另一種流行病：醫學上認為身體狀況良好，卻覺得身體不舒服。研究顯示，去看專科醫師門診的病人中，有三成是由於非器質性症狀，這些症狀會損害功能、但並非由身體功能障礙所造成。在一些神經科門診中，受非器質性症狀所苦的病人比例高達五成。任何一種內科門診中，都有超過一半的病人將疲勞列為他們最困擾的症狀之一。全科醫師的執業中，充斥著具有骨頭疼痛、失眠、易怒、缺乏注意力、筋疲力盡等模糊症狀、卻又無法歸因於任何疾病的病人。為什麼有這麼多「從醫學來看很健康」的人，覺得那麼不舒服？我們作醫師的只能盡力而為，我們可以建構敘事闡述細胞的因果關係，省略社會、人際及政治等面向。我聽過一些專家的演講，他們的投影片播送出令人印象深刻的神經傳導路徑圖表，指出這些路徑會導致過去簡稱為「絕望」的感受。有一位醫師很權威地告訴我，墜入情網就只是多巴胺在大腦裡作怪。人類的知覺意識，還有我們與世界和旁人之間錯綜複雜的關係，這些謎團正是自古以來哲學思索的主題，現在被簡化成一撮作用在個人細胞上的化學物質。我們變得很擅長發明全新的「疾病」——慢性疲勞症候群、女性性慾不足疾患、注意力不足過動症、腸道激躁症、社交羞怯疾患、纖維肌痛症——用以描述儲藏在健康身體中的不舒服。然後開立一卡車又一卡車的藥物來處理問題，畢竟這就是我們的專業領域。既然被交辦要把所有事情搞定，我們所治療的就是細胞，而在這項任務中，我們得到人類歷史上最有利可圖的產業的大力協助：製藥產業。正如雷・莫尼漢（Ray Moynihan）、依歐娜・希斯（Iona Heath）及大衛・亨利（David Henry）在《英國醫學期刊》上發表的內容：「跟健康的人說他們有病，可賺進大筆金錢……製藥公司積極參與贊助對疾病的定義，並把這些疾病推銷給開藥者和消費者。」

※

從任何一家藥房或超市的維生素區經過時，都會有一些塑膠瓶罐出現在眼前，裡面裝滿了美麗的希望：增進睡眠品質、提升性能力、增加活力，或是消除疼痛、憂鬱、水腫、經前症候群、飢餓及關節退化。

在澳洲，營養補充品產業的年產值超過十五億澳元。澳洲的維生素與營養補充品公司瑞思（Swisse）前任執行長拉迪克．沙里（Radek Sali）有一段話被引述在《衛報》上：「如果不會傷害任何人，又令人覺得更健康快樂，我們何不多服用一些？」

我們買了堆積如山的維生素，這是大部分人並不需要而且沒有功用的；儘管沙里說得很輕鬆愉快，但這些營養補充品卻有可能造成傷害。首先，許多營養補充品含有的維生素或礦物質超過每日的推薦劑量，而且我們通常不缺這些。維生素E的補充，被認為與總死亡率增加有關。攝取的維生素A只要達到每日推薦劑量的幾倍，就可能導致神經系統、肝臟、骨骼、皮膚的疾病，在懷孕期間則可能造成胎兒先天缺陷。高劑量維生素C會造成腹瀉和腎結石。過量的鋅會導致鐵和銅吸收不良。維生素D過量則會造成血鈣過高。β-胡蘿蔔素會增加肺癌的風險。鐵會造成嚴重的毒性，維生素B6會引起神經傷害。劑量過高的鉀會造成心跳停止。我們究竟試圖以維生素過多症來治療什麼呢？大部分人真的覺得自己**生病**嗎？

我在一次公立醫院專科門診中見到馬莉，她是一位教育程度良好的中年女士。該門診是針對虛弱疲勞或有其他症狀——疼痛、痲痹、健康惡化——且做過多種專門檢查和不少研究卻仍無法找到病因的病人。馬莉極度疲勞，胃腸不適，經常覺得身體各個部位疼痛，而且失眠。她看過風溼科醫師、心臟科醫師、自然療法師及針療師，都得不到改善。我詢問她的婚姻、工作及家庭。她對自己的身體和自己的丈夫都感到憎惡，也覺得兼職工作無聊得要命，每天會狂吃大量垃圾食物好幾次。她的身體檢查和血液檢測結果都正常，非常希望能恢復健康。她告訴我，只有在每年三次住進養生渡假村期間，她才覺得身體沒問題。「只要住一晚，我就覺得自己完全轉變。我可以思考，可以睡覺，不會疼痛。」她問我，她是不是得了慢性疲勞症候群，或許這就是她的問題所在？我說，我覺得不然。她看著我。「這樣的話，我覺得我需要抗憂鬱劑。」

拿出處方箋、假裝藥物幾乎可以適用，這個誘惑太大了。要拒絕她對這種診斷和藥物的要求，真的太困難了。我問她是否能夠試著把養生渡假村的某些元素帶進生活中，而不是服用藥物。我建議她去找心理師、做按摩，或許再去上冥想課程。我知道她負擔得起這些治療。她嘆了一口氣，說：「妳不能給我處方就好嗎？」

要批判我們如何依賴藥物來治療非傳染性疾病，恐怕難免變成在說教。診斷問題最後聽起來像是惹人厭的演講、一味指責和掃興：你們這群糟糕、貪婪、懶惰、自私的人。然而，整個問題並非一小群犯錯者的選擇所導致的，而是結構性、社會性、政治性的設計所造成的結果。

澳洲人的各種疾病，也就是令各大醫院診所人滿為患的疾病，有很多是理論上可以預防的。理論上，我們吞進肚子的大部分藥物都可以丟掉。但我們沒時間睡覺、運動、照顧自己的情緒需求。我們想要以車代步、吃遍美食、吸菸喝酒。我們不想為了限制廣告而干預食品產業，不想操縱生鮮食材和垃圾食物的定價。我們不想繳納更高的稅額或投入公債，致力於正派的福利工作、為弱勢者提供社會支持、促進運動的基礎建設，或更好的教育。

我熱愛醫學——科學、執業、醫院、同事及病人——但我現在痛恨大部分的藥丸，以及藥丸所產生的不可能的期待。在某些狀況下，藥物會救人一命。抗生素治療一些嚴重的感染，在此之前這些感染普遍會致人於死。心臟衰竭的病人，可以因為利尿劑和乙型腎上腺素阻斷劑而多活好幾年。腎上腺素使過敏性休克不致於帶來死亡。謝天謝地，我們有抗痙攣藥可用。但是，很多被開立的藥物並不會拯救服藥者的生命。史他汀（Statins，降血脂藥物）是藥典上最常見的藥品之一，但是一〇四位有高血脂卻沒有已知心臟疾病的人，需要每天服用一顆史他汀長達五年之久，來預防其中的一個人會出現不致命的心臟病發作；已知有心臟病的八十三個人需要服用這種藥物長達五年，來預防其中的**一個人**會有致命的心臟病發作。每一個人在統計數字上的獲益，會因年齡和病史而異，但我們卻拼命開立這些藥物處方——不理會統計數字就把藥開給病人——然後大家在吃藥時都相信，這些藥一定會對每個人有直接的益處。

風靡一時的藥丸大部分是勉強有效，或有抑制效果，或毫無作用，或造成傷害。因為有非常多人長時間服用，這些藥丸確實救了一些人。不過，那些廣泛用來對付高血壓、骨骼太薄、高血糖值等「危險因子」的藥物，還有用來治療輕微憂鬱、焦慮、失智的藥物，大多都是治療一些可用其他方法處理的健康問題，這些方法包括調整飲食、負重運動、減重，再加上一些支持上述方法的社會性和結構性改變。那些包裝精美花俏、名稱響亮又充滿活力的藥丸，帶來生命、健康、幸福的希望，帶給人免除責任和後果的希望——包括個人層面和政治層面——就像是告解室裡的神父，跟我們說大家全都沒事了。白色的微小紙團，瞄準不可能達到的大型目標和小型目標：龐大的社會政治問題，以及中產階級個人對生活的不滿。我們讓製藥產業支配醫療保健的路徑，卻讓取得物理治療、心理治療、社會工作及復健的資金不足。

一八四八年，德國病理學家魯道夫．魏修（Rudolf Virchow）寫下這段話：「醫學是一門社會科學……政治只不過是大規模的醫學。」醫學被責成要治療現代人所有的疾病，包括生物性和非生物性的疾病。難怪醫學會失靈。

澳洲到處都有整合醫學的全科醫師專治慢性疲勞症候群及相關「疾病」，病人前往看診時會提出極為常見卻又模糊的身體症狀，希望得到說明、診斷及治療。這些全科醫師當中，不少人會給予確實的診斷、清楚或錯綜複雜的說明，以及治療的希望。付出幾千澳元，醫師就會幫你診斷，為你的糞便、尿液、血液、呼吸、皮膚做無數種自費檢測，將結果裝訂成冊，開始塞給你一大堆治療：昂貴的營養補充品和益生菌、一連數月或數年服用多種抗生素、抗痙攣劑、不能曬太陽、類固醇、臥床休息。病人覺得身體不適，症狀是真實的，但原因並非缺乏維生素、有檢查不出原因的感染，或因為陽光。他們並不是得了「全身性念珠菌感染症」，這種病的確存在，但只發生在重病、愛滋病末期或器官移植免疫抑制的病人身上，也不會因為不吃糖和蘑菇而治癒。他們並不是得了「慢性萊姆病」、「多重化學物質過敏症」或「肌痛性腦脊髓炎」。

以這種另類診斷和通常相當昂貴的治療養生法，來對付病人根本沒有的疾病，這樣做最大的問題是，雖然可以有安慰劑作用，但通常並未處理病人的問題根源，而且可能會造成傷害。舉例來說，只有心理治療和運動治療已被證明可以有效治療長期疲勞，但是這兩者通常不會是被建議的療法。病人可能會接受慢性疲勞症候群、慢性萊姆病或內臟滲漏的治療，但那些症狀其實是因為嚴重的睡眠呼吸中止症或別種睡眠障礙、中重度自體免疫疾病、嚴重的身體機能低下或營養不良所造成的。

七十八歲的D先生由憂心的妻子陪同來到我的門診，他這幾年一直覺得很疲憊且有認知問題，症狀日益嚴重。有一位整合醫學的全科醫師將他診斷為慢性疲勞症候群，他便接受了兩年的治療。D先生並不知道他花費好幾千澳元接受的檢查和治療都是「另類療法」，他以為自己是找專科醫師來治療他身上的一種真實存在的疾病。他雖然殷勤地吞下每一顆藥丸、遵照醫師處方的每一項飲食限制，病情卻愈發嚴重。製作家具是他的嗜好，但他變得無法正確測量和裁切木料了，他的測量會出錯，沒辦法把各個零件組合起來，也無法操控工具。他勉強去做，試圖克服這些困難，按照幾十年來的方式繼續做。他也會想不起來一些辭彙。他想出一些錯綜複雜的方法，好記得眼鏡和鑰匙放在哪裡、記得別人的名字。這些記憶方法佔用了他一天當中的好幾個鐘頭。這種異乎常人的努力、挫折及恐懼，榨乾了他的力氣，這並不足為奇。他坐在我面前，每講三、四個字就停頓一下，因為拼命想擠出幾個字，專注得整張臉皺成一團。看起來很明顯，大部分的醫師也會如此認為：D先生很可能有失智症。我把我懷疑的狀況告訴他和他太太，而他們面對這個毀滅性的診斷，身體卻明顯放鬆了，表情滿是安心。「當然是。」D太太說，一邊牽著先生的手。D先生看著太太，說：「當然是。」

這些另類治療師（自然療法師、順勢療法師、整合醫學全科醫師）完美地依循主流醫療模式，他們的做法中唯一的「另類」之處，就在於給予病人的診斷和開立的治療處方。他們和我們一樣花費很多時間開立工業生產的物質為處方，只不過並不是健保藥品補助系統裡的藥品。他們發明疾病的速度比大型藥廠還快，而且目前是全球每年有好幾百億元交易的產業。而且，他們絕非異於以單純的細胞方式理解人類，也非有別於幻想著必須沐浴在許多藥丸中才能有滿滿健康的替代選項。

※

進入病房工作之前，我對於自然療法和整合醫學並不是那麼在意，那只是我和那個令人火大的朋友辯論的一個話題。我最初把它想成一種雖然大半知識不足、卻立意良善的方式，可以支持那些沒有真正生病的人，有點像是胡亂限制飲食。幾顆維生素錠或糖丸安慰劑；舒服的聊天，花一點錢，就可以回家了，回到你不具免疫力的孩子身邊，以及住宅社區裡寬敞舒適的屋子。為你的兩眼做虹膜檢測，然後告訴你你從中看到了什麼，這或許會是非常強烈、親密又充實的經驗，就算你聽到的是天方夜譚，而且你從他們的辦公室帶走的只是包含各種空洞承諾、價值三百澳元的藥水。然而，許多另類療法有嚴重的副作用，是會傷身的。最有可能的傷害是，病人有嚴重的生理疾病卻被誤診，或是得不到有效治療。

在醫院裡，我們常會看到貌似無害的事導致有害的後果。一位四十三歲的男士被送到我照顧的病房，他的肺部有個拳頭大的膿瘍。他斷斷續續發燒幾個星期，每天晚上床單都被汗水濕透，而且會咳出大量的膿痰。他去給一名靈氣治療師看病，[7] 每週三個療程，治療師會將雙手放在他胸部上方幾公分處三十分鐘。後來他的膚色變得像水泥一樣灰白，女友終於說服他去找他的全科醫師看病，醫師（懷疑他有嚴重肺炎）安排胸部X光，看見充滿液體的膿瘍，直接將他送到醫院。這位病人對於靈氣治療師的說法是：「真的很有幫助，減緩我的

[7] 譯註：靈氣療法是由日本人臼井甕男在一九二二年開創的一種替代醫學療法，過程只需透過雙手，將能量傳輸給受者，使其身體回復平衡，以促進情緒穩定，改善健康狀況。

咳嗽。」不幸的是，咳嗽是身體試圖排出鬱積的痰，我們的其中一項治療就是鼓勵他咳痰。

或許這就是整合主流醫學和另類醫學的理由之一：安全。假如這名靈氣治療師讀過醫學，她可能會辨認出胸腔嚴重感染的症狀，**並且**在沒有器質性疾病時也可以提供協助。

英國新聞工作者約翰・戴蒙（John Diamond）在二〇〇一年因喉癌辭世，他曾在《蛇油及其他偏見》（*Snake Oil and Other Preoccupations*）裡提到：

> 另類醫學隨著柴契爾夫人（Margaret Thatcher）的世界觀掌握全局而日漸發展，此事並非偶然。從許多方面來看，一九七〇年代早期的嬉皮派在日漸凋零時，能夠在這一點上與柴契爾派的新唯物主義正面對決。另類醫學就像柴契爾主義一樣，告訴我們個人的福祉完全掌握在自己手上，我們可以得償所願，享有完美的健康、免於焦慮，只要我們充分想要，而且願意採取步驟讓它發生……多元性假扮成消費者解放的另一種形式，我們不會再完全依賴單一的健康提供者，也就是醫學的正統理

論，而是可以自由選擇。如果喜歡反射療法的怪異觀點，把身體視為一系列的能量線、都以腳為終點，那麼就可以選擇這個觀點。

※

大部分的醫學院都會讓學生下鄉待一個學期。我在三年級時，就有三個月待在新南威爾斯州（New South Wales）北部的一個小鎮，此地以酷熱的陽光和另類生活型態的居民聞名。我被指派跟在一位老派的外科醫師身邊學習，他說我很幸運。「妳在這裡會看到了不起的病理學。」我問他原因何在，他雙手插在口袋裡，結實的短腿站得開開的。「那些嬉皮……他們用甘菊茶治療腸癌。」他看著地上，搖搖頭，又抬起頭。「等到他們開始從嘴巴吐出排泄物，**之後**就來找我們。」他用拇指輕戳胸口，然後露齒而笑。「**超大**的手術，**了不起**的手術。」

有些廣為人知的案例，病人公然摒棄主流治療，找另類療法為自己治病。在澳洲，貝兒·吉布森（Belle Gibson，她捏造出自己長腦瘤的診斷）和潔西卡·安思考（Jessica Ainscough，人稱「健康鬥士」，她得了上皮樣肉瘤，那是一種很罕見的軟組織腫瘤），都公開揚棄主流癌症治療，宣稱健康的生活方式和另類的療法——像是葛森療法

（Gerson Therapy）——已將她（吉布森）治癒，或正在治療她（安思考）。安思考在二〇一五年辭世。

他們的養生法著重純淨生活，多半只吃蔬果，重視運動，關注心理健康，這些方式很值得讚許，或許也是人類為了長壽和健康所能做到的基本功。但這些預防性的做法需要終身實行，才能預防心血管疾病、失智及糖尿病，並不具有治療癌症的能力。

認為主流醫學所判定的不久於人世是錯誤診斷、以別種形式照顧身體就會有希望，這樣的想法一定深具誘惑力。澳洲大部分的癌症病人在接受主流治療的過程中，都曾用過某個形式的另類治療。這些治療法經常被吹捧為整全式的，是依據西方醫學所忽略的人類生物性的某些部分：脈輪、能量線、生物場、渠道、心靈、靈氣。大部分的腫瘤科醫師會建議病人不要接受有可能造成危險的偏門療法，當這些治療法沒有助益時也會給予建議，並且可以理解病人會為了痊癒而用盡一切辦法——甚至是無效的做法。走投無路時，自然會無所不用其極。當人的一切全都失控時：失序的細胞在不該長出的身體部位上胡亂生長；醫師給的處方是激烈的藥物、放射治療及外科手術；所有的問題都臨到你、衝著你來、攻擊你、長在你體內；此時，接受那些通常很艱辛的另類治療（激烈的飲食限制、屢次接受有害的灌腸、數小時的默想），就很像是在「採取行動」。另類療法的希望帶給人奮力掌控局面的假象，以為自己是用喊叫「不要」、「不夠」、「去你的」，來面對權威人士：你的醫師們。

一九九七年一月，《衛報》上刊登了凱西．艾克（Kathy Acker）所寫的〈疾病的禮物〉（The Gift of Disease），內容是關於她的乳癌。她先是接受手術切除雙側乳房，後來發現淋巴結也有癌細胞，醫師建議做一個化療的療程，她拒絕這項治療。她寫道：

> 走出辦公室時，我明白如果繼續接受傳統醫療的擺布，我很快就會沒命而不只是生病。因為傳統醫療正迅速將我縮減成一副只有物質的軀體，沒有希望因而也沒有意志的身體，變成傀儡，因恐懼而與自己的想像力和洞察力分隔，只會按照指令行事。

艾克後來接受多種另類治療，包含各式各樣的學門，如針灸、薩滿教、葛森療法、草藥。她不論去到何處，總是隨身帶著一只手提箱，裡面裝滿草本的營養補充品。一九九七年底，她因為乳癌多處轉移而在墨西哥的一間另類醫療診所辭世。

沒有人知道，假使她早日接受化學治療，是否能保住一命。她堅信另類醫療養生法，這樣做有何影響——正面或負面的影響——也不得而知。儘管如此，我覺得她精準地診斷出我們的問題：在本質上，從個人、社會及政治角度而言，我們是把生病的自我當成一團肉，一個又一個只缺少某種醫藥的肉塊。

※

諾曼．多吉（Norman Doidge）氣勢如虹的暢銷作品《改變是大腦的天性》（*The Brain That Changes Itself*）和《自癒是大腦的本能》（*The Brain's Way of Healing*），因為「責怪病人生病」而飽受批評——尤其是醫師的批評。這位加拿大精神科醫師的兩本書怒斥醫療制度的建構，強化了他所謂的病人在面對疾病時的「消極放棄」。他認為我們都落入一種迷思，以為治療只能以藥丸的模樣出現。他相信醫療必須改變。

他所關注的是大腦的可塑性。他指出，藉由醫師「開藥」、醫療體系的支持、病人從事積極治療，有好幾種途徑可以改善或減緩許多神經退化性疾病的進展。這些治療法多半相當費事，涉及身心的大量努力。他有一篇病例研究，個案主角派皮爾羅患了帕金森氏症，幾乎喪失走路的能力，但他訓練自己用腦幹（無意識地執行）產生皮質

（有意識地控制）的走路動作，每個動作都由有意識的想法來指揮：髖關節前屈、提膝、向前踢腳、膝蓋伸直，每走一步都要用到全副的注意力。要有運動員般的訓練，才能達到這種使無意識變為有意識的本領：這會令人筋疲力竭，你得非常想要走路才有辦法做到，並且需要有人教你怎麼做。還有其他的物理治療方式可以改善帕金森氏症的症狀，或是延緩病情惡化，但也都很像新兵訓練的動作。醫師為帕金森氏症病人看診、給予診斷，然後通常只是開藥，彷彿病人是一種千篇一律、沒有生命的軀體。常規性的治療變成病人與醫師和處方箋短暫相遇後會拿到的某種東西，而多吉要挑戰的就是病人的這種（被藥療強化的）消極被動。他強調，大腦和身體都是「用進廢退」的結構：「運動會減少六〇%的失智症風險。如果某種藥品能達到這種成績，就會是醫學界最熱門、最受矚目的治療了。」不幸的是，這不能用買的，必須去做。

我曾在一場文學季的活動上，坐在多吉隔壁。當我們在簽書時，我看著排隊的人潮——他的那條人龍一路延伸到房間的另一端——很想知道他的文字會帶來什麼影響，或者，數百萬讀者買了這些書，是否就跟數百萬人買了飲食控制書籍卻從來沒有減重一樣。我們滿懷希望買了書，捧在手上，翻閱幾頁，讀了幾則改造人生的故事，但是沒有找到什麼奇蹟或速成法，於是就把書塞進架上了。我們把書買來當護身符，彷彿這些書就是藥丸。

該怪病人嗎？該怪醫師嗎？根據《英國醫學期刊》二〇一五年六月的一篇文章，有好幾項研究發現，病人在接受詢問時，非常強烈表達想看到更多針對非藥物治療常見病痛的研究，諸如物理治療、心理治療、教育及適應策略。儘管如此，根據世界衛生組織的國際臨床試驗註冊平台（International Clinical Trials Registry Platform）的資料，二〇〇七到二〇一四年間，商業試驗所研究的治療中有八六%都是藥品。所以，還是歸咎於病人和醫師身處的社會政治結構，以及支持這些結構的產業吧。

※

魯道夫．魏修說，醫學是一門社會科學，政治就是醫學，不過他又說：「醫學這門社會科學、關於人類的科學，有義務指出問題，嘗試提出理論上的解決方法；政治人物是注重實用的人類學家，必須找到途徑來實際解決問題。」

即使身體沒病，我們還是會覺得不舒服。我們會因為缺乏或過度而產生器質性的疾病。大部分的治療者——無論是主流或另類——現在的做法和被看待的方式就像是商店老闆，且已經變成企業家了（或企業家的人質）。他們若不給我們貨品——診斷與藥丸——我們就去別處購買。我們尋求獲得健康長壽的消極方法，而這就是醫療（傳統和另類皆然）所推銷的。我們想要診斷，想要可以隨意瀏覽、拿錢購買、一口吞進肚子的解決方法，不管是藥物、酒精藥水或維生素都行。對政治人物來說很方便，也完全投產業界所好。藥丸是我們白色的微型黑洞，吸光了我們所有的希望、動力及能量。藥丸令我們的注意力遠離預防、國民健康與不平等，而且促進消費。

當然，個人的身體和體內的各個細胞是存在的，可以用藥物來改變和治療。主流醫學在許多情況下效果相當出色：可以治療真正的器官功能障礙、傷口、感染，還可以消融血塊、腫瘤、膿瘍，有時也足以應付其他的疾病：為孤單絕望的人提供固定的人際支持，開藥來保護器官功能，開出許多人必須長期服用的藥物以延長某些人的生命。但是，要預防並改善西方人不時抱怨的大部分疾病，需要的不只是醫療。另類醫療是一種補足，沒錯，是一種「整合」。但是，真正的「整合醫療」不是把輝瑞的藥丸加上草藥再加針灸；不是認定一堆新的疾病及其治療法；不是能量線加細胞。而是承認我們的健康問題有一大部分是一種綜合現象，結合了心理、身體、環境、人際、社會及政治等層面。

西方人的許多疾病，無論是否為器質性，都可以在一句老掉牙的名言中找到原因，這句話就是：我們的社會墮落成一個經濟結構了。看看報紙就知道，我們主要的目的和職責就是獲取與消費，而犧牲掉的就是那些有需要的人，以及我們的地球。不公平的事情與日俱增；教育標準日益低落。我們承受著表現在身體上的生存疾病。我們開車、工作、吃喝、久坐、肥胖、有糖尿病及憂鬱症。醫院病房裡充斥著社會災難，還有生活型態與社會政策所造成的後果。光有主流醫學並不足以解決這些問題。針對我們的疾病，真正的整合治療需要廣大的社會行動，也需要個人行動：善用身體，才不會喪失身體。

但是，我們尋求的治療卻是消費行為，是靜靜地把疾病本身往肚子裡吞。我們瀏覽很多種另類療法，以購買取代行動。接著，我們用道地的新自由主義觀點，將國民健康的問題視為各自獨立、從頭到尾自決的個人所應負的責任。然後，當現代、主流、遭鄙視又被理想化的醫學這門學科也許真能幫上忙的時候，或是當醫學終於說出「生病的不是你的身體，我幫不了你」的時候，我們才會開始奔走，尋求一種不會令我們失望、能提供希望、保證可治癒的另類療法，但那其實也是大同小異。

飲食與健康

飲食大戰
下一輪大瘦身
肥胖之城
再思〈肥胖之城〉

飲食大戰

在一間人滿為患、壓力籠罩的醫院裡，某次隆冬中的查房時，有一位八十多歲的病人把我訓斥了一頓。雖然她胸腔感染，但身體狀況不算壞。她指著早餐盤——裡面擺滿了即食全穀麥片、吐司麵包、果醬、糖煮水果、柳橙汁、茶。「真丟臉。」她說。「我在家吃的早餐都是什錦果麥、新鮮藍莓。藍莓富含抗氧化物，妳應該去查資料。妳們應該要請營養師。妳們給我們吃這種東西，要怎麼期望我們恢復健康？」我很想問她，她以為自己會在這裡待多久？她想像中每個病人的餐食分配到多少錢？她投票給哪個政黨？我支持她的長期飲食計畫，但是吃幾天吐司麵包配果醬並不會害死她，也不會妨礙她的復原。

你大部分時候吃些什麼、不吃什麼，還滿要緊的。每星期攝取一些富含油脂的魚類，對心血管危險因子會有些許正面影響。畢生攝取的蔬菜多於大部分的人，可以降低失智、癌症、心臟病及中風的風險。不過，以媒體大標題和我病人的實例來看，在最健康的國家裡的那些最健康的人民，愈來愈將神奇的特性歸因給很普通的食物，而這些神奇特性包含藥效與毒性。據聞葛妮絲．派特洛（Gwyneth Paltrow）[1]曾說，她寧願去死，也不願意拿泡麵給她的孩子吃。我有個朋友的朋友宣稱，磨碎的南瓜子治好了她的疲憊症，**以及**她母親的類風濕關節炎。有病人問我，某些食物是否造成他們的憂鬱、焦慮、疲憊、暈厥、多重肢體痲痺：麩質、乳糖、果糖、糖類、肉類。廚師很可憐，要面對當今形形色色的不耐症。如今，食物最常見的副作用就是肥胖症。確實有一些嚴重的食物過敏存在——一塊什錦果麥餅裡藏著三粒芝麻，就差一點害我女兒沒命——但是相當少見。我們可以針對乳糜瀉（一種免疫性的發炎症）和乳糖吸收不良、果糖吸收不良做檢測，但是飲食的微型操控雖然令人滿意或心煩、有時還很迷人，卻沒辦法治百病。

一位解剖學教授在醫學院講解人體內臟的配置時告訴我們，食道、胃腸及直腸的內腔，嚴格說來並不屬於我們體內。他說：「消化道是在你的**體外**。」我們都「哇！」了一聲。當時我們一年級，我經常處在「哇」的狀態。我把他的論點收錄到自己的知識庫裡，後來完

[1] 譯註：美國女演員，曾獲第七十一屆（一九九八年）奧斯卡最佳女主角。

全忘了這回事。直到我有一次在波音七四七客機的廁所裡，呈大字型躺在地上，整整九個小時用雙手和下巴拼命抵著馬桶蓋，幾乎要把頭埋進馬桶裡，我才想起他的說法。**誰管你？**我當時心想。**你到底在講什麼？**我當時這樣想著。在那一刻，我的消化道並不像是在我的體外。我體內正在抗議、分泌、逆向運轉的內臟，已經變成我整個人的全部了。

原來幾乎每一本解剖學或生理學教科書，都會提到（有的還會加驚嘆號）消化道是在體外，但進一步說明為何該事實不只是一句白痴問答的就不多了。請想一想：咀嚼東西——像是一塊牛排——然後吞嚥，這塊肉在由外而內的隧道中被攪拌、分解，最後被吸收。亦即，我們的腸胃道裡有東西可以**分解一條牛**。那個東西，也就是那些酶和酸，必須被維持在我們的體內「之外」，否則——由於我們基本上就是一塊又一塊會走動的和牛——**我們就會溶解**。

胃腸的邊界有重兵把守，有微型軍隊緊黏在此保護我們，若是開戰就會有連帶損失。（過敏就是免疫系統在攻擊不必攻擊的對象。）我們盡一切努力來避免作戰：透過低溫殺菌法、煮沸法、烘烤法、手部衛生、五秒定律。[2] 醫院廚房最關注的（除了如何以每人每天幾塊錢的額度供餐），就是如何保持食物的無菌。我們有體內和體外，但

[2] 譯註：坊間流傳只要食物掉到地上不超過五秒，就不會沾染細菌。

是會穿透。我們的身體持續受到攻擊：病原體、惡臭、尖銳物、強光、震耳欲聾的噪音。穿透性使我們暴露在風險中，但也讓我們能夠繁衍後代、有成長、有感覺。

食物是營養、愉悅及安慰的來源，民族認同也有賴於此。準備食物和分享食物可以是一種愛的行動，我們所投入的時間會與收到的回報相符。如果我們有過敏，如果食物充滿病原體，如果我們吃太多，食物則會造成傷害。Soylent 是一個直送到家的「完整營養」液體代餐品牌，深受科技型年輕男性歡迎，因為既有效率又安全衛生。使用者不必準備、不必品嚐、不必咀嚼。相當於身體引擎的油料，而且一分鐘就可以把油加滿。低風險、低愉悅感。

飛機降落了，而我們被要求坐在位子上，檢疫官——我國免疫系統的一部分——在大家都還不能離開時，先登機跟我面談。我睜開一眼向他解釋，依我的症狀看來，最可能是在起飛前幾個小時吃下了葡萄球菌毒素：某個廚師手指傷口化膿，病菌進入食物、開心地分泌毒素（毒素不受高溫影響，雖然高溫殺死了病菌）。我吃進肚子，毒素就在我的消化道裡搞破壞，於是我的消化道就以從嘴巴強力排出來回應。檢疫官聽取我對於旅遊史、症狀學、體檢發現及診斷的精美摘要，便允許我們下飛機（我坐輪椅）。我還以為自己永遠不會再吃東西了，會對所有食物都有不耐症，會需要用鼻胃管灌食 Soylent。二十四小時以後，我在想的卻是：要吃**土耳其料理**或**越南菜**？

下一輪大瘦身

我看過一本叫做《吃吧！》（*Eat!*）的書，依稀記得書中宣稱，凡是零脂肪含量的食物，你就可以盡情地吃。我沒有過重問題，但當時我二十一歲，以為皮包骨到極點就會解決我世界裡的所有問題，於是就姑且一試。零脂肪的優格和牛奶、零脂肪的炒菜和麵食和湯、零脂肪的餅乾。就算你真的可以吃進超級大量的食物而不增加一公斤，有誰會想要多吃那些可怕的工業調製品？誰會想要放棄奶油、乳脂及橄欖油？飲食趨勢出現，擄獲大眾的想像力，填滿餐盤和網路論壇，然後又漸漸淡出：甘藍菜湯、俄國體操隊員餐、低卡、無卡、水果、果汁、原始人飲食法。[3] 那些最流行的方法有一個共同點，就是宣稱你可以繼續大吃特吃，但只能吃某種食物。不過，現在流行的是間歇性斷食。

[3] 譯註：原始人飲食法最早是一九七五年由沃爾特・沃格特林（Walter Voegtlin）營養師所提出，近來由洛倫・柯丹（Loren Cordain）醫師所推廣的一種飲食法，其核心精神是回到原始時代的飲食，不吃加工食品、不吃這一萬年來發展出的食物，像是精緻穀物、奶製品、加工食物等；只吃蔬菜、水果、非精緻穀物、瘦肉等天然食物。

我每星期有一天，會幫尋求減重的病態肥胖病人看診。我用大約四分之一的診察時間，駁斥病人曾經聽說、讀到或看過的有害飲食迷思：每天要吃六餐；不要漏掉哪一餐；黑麵包不會增肥；人工甘味劑會增肥；一公升的脫脂冰淇淋不會增肥。一名體重二百公斤的女士告訴我：「我知道，我知道我最大的問題就是沒吃早餐。」我跟她說她不必吃早餐，她就把兩眼瞇起來，彷彿打算去醫務局舉報我。該死的早餐，以及據稱具有神奇的溶脂、加速新陳代謝、減少飢餓的特性。我是不吃早餐的，從來都沒吃。我聽過無數場演講，提到這個平凡瑣碎的生活習慣會造成有害的影響，所以我開始研讀不吃早餐、不持續進食、從適當的禁食形成斷食，對健康會有哪些好處時，完全是帶著出於偏見的竊喜。

當今的研究指出，吃早餐並不會令你一整天下來消耗較少的卡路里，也不會具體加速你的新陳代謝，而且人類歷史上大部分時期根本沒有早餐這回事。歷史學家把早餐的發明歸因於貴族階級（和模仿貴族）、工業革命，以及家樂先生（Mr. Kellogg）在一八九八年壓碎了一顆不新鮮的玉米粒。一日三餐是一種社會習俗和習慣，而非生理上的需要。古代的希臘人和羅馬人每天只吃一餐，是在下午。在十九世紀中葉以前的英國，慣例是每天吃兩餐。現在西方國家的一般人民，每二十四小時裡經常有十五小時在進食，吃著大餐和點心，把肝臟當奴隸壓榨，彷彿在預備迎接一場永遠不會發生的饑荒。

二〇一五年，「hangry」一字被收錄在線上牛津字典，這個字是「hungry」（餓）和「angry」（怒）的合併，是指挨餓引起的煩躁情緒。這個字出現在一個很有意思的歷史時期，已開發國家裡幾乎沒有人需要真的挨餓了。在經濟大蕭條的時候，我們的祖先是否會「餓極而怒」呢？在饑荒的年代，全村的居民會到處彼此猛撲亂咬嗎？飢餓似乎變成了一種有害的感覺，引發了值得擁有專屬用字的情緒失衡。暫時飢餓有那麼糟嗎？

幾千年來，人類曾基於各種原因而禁食：健康、減重、宗教理由、政治抗爭，或心理疾病產生的症狀（例如神經性厭食症）。現今有數百個部落格僅是在記錄一兩週只喝水不吃東西的禁食，每天更新禁食者的感受、酮和血糖的指數、如廁狀況、心情、減掉的體重、增加的活力、沒有飢餓感，然後千篇一律用裝水的玻璃杯插著薄荷葉作為配圖。這些部落格通常會有好幾十則回應——祝賀或嘲弄，或警告不吃東西會怎樣危險，但並未達到那些推廣厭食症、標榜絕食至死的網站和影音部落格令回應者發出的歇斯底里反應。那些推廣厭食症的網址貼滿了「啟迪瘦身念頭」（thinspirational）的照片，張張都是瘦到只剩骨架的恐怖少女，此外還有令人髮指的挨餓密技，加上滿滿的自我厭惡。花幾個鐘頭看過這些內容後，晚餐光是喝蔬菜濃湯也會像是大吃大喝。

尤珍妮亞·庫尼（Eugenia Cooney）是爆瘦到嚇人的知名影音部落客，她的每篇發文都有好幾千則回應，其中多半是批評。有人擔心她的身心健康和觀看者的身心健康，但也有人怒不可遏，彷彿她的身體正在抨擊那些有吃東西的人。的確，她看起來餓到令人無法忍受，但這樣就要封鎖她嗎？對大部分年輕女性而言，她的功用比較像是香菸盒上的警告圖樣，而不是一種模範。挨餓過久是會死的，博比·桑茲（Bobby Sands）只絕食六十六天就死了。把自己吃到死倒是比較常見的做法，要花幾年的時間。

前幾天有一位減重外科醫師告訴我：「我們生活在一個毒性食物的環境裡。為了保持精瘦，就必須刻意控制，經常說『謝謝你，我不吃』。」如果你短時間不進食，身體就有機會把原本吃進去的東西代謝掉，那些東西就不會儲存為脂肪，或許還會開始利用你原有的脂肪。生活在一種持續飽足的狀態，也會使味蕾變得遲鈍，以至於要喚醒味蕾就得用更鹹、更甜、更多脂肪的食物，而且通常要有聲音清脆、色彩亮眼的外包裝。想吃什麼都好，但要減少每天進食的小時數或每週進食的天數。這種飲食法有助於逆轉糖尿病、保護大腦、延年益壽，相關研究也很具說服力，或許這會成為貨真價實的福音。等候飢餓吧，歡迎它的到來，並且，正如我的高中英文老師曾告訴我的一句話：絕對不要濫用食慾。

肥胖之城

一九八〇年代後期，我在美國當了一年的交換學生，安排交換的單位為我分配一位當地的輔助員，名叫艾美莉，她是個大嗓門白人，也是我在篷車露營區以外所看過最胖的人。她看起來跟我在澳洲遇過的那種少數極端肥胖人士很不一樣，她的體味很好，家裡有空調所以不會流汗，經常是打扮入時，丈夫還是位專業人士。我以前都不知道有人會做那麼大尺寸的套裝。

艾美莉全家食量驚人。我每個月會有一次去她家吃披薩：半公尺大、又油又厚的起士圓盤，每人一個。有一次在吃披薩之前，我看著她女兒用甜點匙吃掉一大碗酪梨醬，我簡直看傻了。我對卡洛里並無概念，只是沒看過有人一口氣吃掉這麼多酪梨，不知道她會不會吃到吐。我一直盯著她看，直到她放下空碗、把小說翻到下一頁。

我很喜歡艾美莉，她對我的照顧就像她吃東西那樣熱情又慷慨，毫無保留。她巨大的體型並不會令我厭惡，但我從此不吃披薩，一想到她的披薩就覺得噁心，那些都是一池一池的脂肪。時隔二十五年，如今我身為內科醫師，澳洲也充滿了許多艾美莉。

※

路意絲三十五歲、高學歷，不久前失去了職等很高的工作，目前以自由接案擔任顧問維生。她因為肺炎而住進我的病房，發高燒、脈搏太快，需要用氧氣，咳出大量膿痰。她也很胖，體重約一百二十公斤。我知道——除了基本的肺部疾病——年輕人罹患可能致命的肺炎時，肥胖症會是最大的危險因子之一。我覺得有責任告訴她，她的過度肥胖已經對她造成了危害，只是她可能不了解。每天在查房之前，我都會告訴自己，我要向她提出這個話題，目前正是介入處理的大好時機。但我每次站在她床邊時，看到她的床頭桌堆滿小說、打開包裝的大塊巧克力、小熊餅乾；每次掀開她的睡袍、把聽診器按在她白皙柔軟的皮肉上時，我都說不出口。我不好意思提到她的體重，感覺我好像一個站在道德制高點上的清教徒，太卑鄙了。

身為醫師的我，現在不知道該拿肥胖症怎麼辦了。澳洲人民變得愈來愈肥胖，而我們的社會就是會令我們變成那樣——消費不只會促進經濟成長。那麼，肥胖是醫師該負責的問題嗎？研究顯示，嚴重的急性疾病發生時，言詞上的介入處理可以帶來行為的改變——人們會戒菸、減少飲酒，有時會減重，不過通常勸人減重是不會成功的。另外還有道德、個人責任、相關疾病、資源分配、生活品質及美感等問題。有時候我會恢復理智，想起艾美莉吃東西的情形，就覺得肥胖症看起來很簡單：攝取量多於排出量。然後我又會被高深的遺傳科學吞沒，完全被一個觀念吞噬：肥胖是一種病。

※

我很愛看有「我如何減重二十五公斤」這類標題的文章，即使答案總是千篇一律：吃少一點。除了重病患者或某些人，我認識的每個人都想減重。我們身處的社會評斷某些人很胖，卻又有著各式各樣令人變胖的方法。當食物如此美好又豐富時，誰會想要吃少一點——不管是吃什麼？我們難以拒絕眼前那些很容易會帶來愉悅感的食物；當過度飲食的後果是以非常遙遠、緩慢又神秘的方式出現時，要拒絕食物尤其困難。我就覺得自己很難相信，多吃一球冰淇淋就會變成身上某處的脂肪，即便我知道這件事在腸道、新陳代謝及細胞層面如何發生。當我們終於排到隊伍的最前面、開始點餐時，情況很可能就是這樣：我們幻想著吃東西並不會造成什麼後果、像小山一樣高的薯條與雙份起司的漢堡不會成為我們未來的身體。

與食慾和身體的搏鬥，在電視、雜誌、職場、家庭、醫院各處上演著。在大庭廣眾下展現出肥胖，會被陌生人上下打量。近年來電視上最基進的畫面，就是莉娜·杜漢（Lena Dunham）在《女孩我最大》（Girls）劇中裸露出平凡又有瑕疵的身體：年輕女孩的小乳頭，掛在巨大鬆軟的肉團和腫塊上方。太驚人了：女主角大腹便便，還在浴缸裡吃杯子蛋糕。她大喇喇地展示自己的身體，與那些常見的身材像竹節蟲的浪漫女主角形成絕無僅有的對比。

有人說，纖細之所以美麗又令人垂涎，正是由於現在很難達成饑荒時期顯然具有吸引力的線條，因而很罕見。一些激進分子致力於挑戰胖即是醜的範式，想要抑制這種對身體的仇恨。我贊同他們的很多目標，但他們想操弄我們認為美麗的事物，這個企圖是徹底失敗的。積極肥胖計畫（The Adipositivity Project）——以病態肥胖的半裸模特兒的加工照片，將肥胖重新定義成一種美——仍然是搞分裂，是被邊緣化的。偶爾會有封面特寫的主角是所謂加大尺碼模特兒，但很少造成轟動。這些模特兒——通常比全國平均身材還瘦——是身材極度匀稱的亞馬遜族女子，有天使般的完美臉孔。鼓吹肥胖的部落客聰明、活潑又惱火，我會想要常跟他們來往。但假使她們能夠彈個指頭就變瘦，她們願意嗎？莉娜．杜漢會願意嗎？「我不想瘦得像模特兒一樣。」不只一次有病人這樣告訴過我，「我只要像凱特．溫斯蕾（Kate Winslet）就好。」

我不知道是否有任何力量，可以特意改變一個文化對於美的定義。肥胖在本質上就醜嗎？去問亞里斯多德、蘇希．奧巴赫（Susie Orbach）、娜歐米．吳爾夫（Naomi Wolf）吧。他們的答案都不一樣，論點來自不同出處。這並不是個實證問題，儘管看起來很像是。今天我們在看瘦子時，所看到的一部分是意志力戰勝貪食力，因此這個美是一種道德之美，與健康沒有多大的關係。

※

若不看美感的問題，肥胖症的壞處在於會引起疾病，例如造成血壓和膽固醇升高、令肝臟充滿脂肪、阻塞喉嚨致使夜晚難以呼吸、壓壞關節。肥胖的人比較容易有血栓、膽結石、痛風和某些癌症，以及會引起各種健康問題的第二型糖尿病。肥胖者的收入較少、結婚的機率較低，教育程度也低於纖瘦的人，又比較常憂鬱。佛萊明罕心臟研究（Framingham Heart Study）進行了跨世代的心血管疾病起因檢測，發現非常胖的人平均比纖瘦者短少六至七年的壽命，中度肥胖者則是少三年壽命。如果你戒菸卻變胖，還不如繼續吸菸。這些可怕的事實並不是我的個人意見，而是根據大型的國際試驗和研究所得的實驗數據。我真希望這不是真的，希望你就算變得非常胖也能維持健康，希望你可以肥到極點還被認為很漂亮。隨著大家都變成龐然大物，或許這些狀況會逐漸改變，我們將帶著厭惡來回顧瘦即是美的時代，把高顴骨、輪廓分明的下巴、像雕塑一般的修長大腿，都視為醜陋的皮包骨。我無法如此想像，但也無法想像我們會邁入一個這麼肥胖的世界。

最近我聽到一位神經外科的專科住院醫師描述，要在十公分的脂肪組織底下找到脊骨的裂縫頗有難度。神經外科醫師最愛精確了；在顱內若稍有閃失，你連媽媽都不記得了。這位專科住院醫師的語氣充滿一種震驚的恐懼，她必須在手術進行中將車禍受傷者送去掃描，用金屬螺絲釘嵌在傷患的頸部，醫師才能在厚厚的脂肪層下方判別方位。手術過後，所有的頸部支架都不夠大而無法適用，於是醫療團隊使用沙包來固定這個病人的脊椎。

※

二〇一二年，我開始在一個肥胖症門診擔任醫師，和一群減重外科醫師共事。其實沒有人想做這件事；試圖幫人減重，通常會被視為內科醫師最白費功夫的事：我們所能做的，差不多就是讓你比以前覺得自己更糟。但外科醫師可以具體做些什麼：他們可以用一個帶子夾住你的胃部頂端，或切掉你的半個胃，或者略過一部分的小腸，讓食物不被吸收。候診的名單大排長龍。我有個病人從轉介過來到實際診察期間又增重六十公斤，也有些病人胖到走五步就得停下來休息，其中有不少人才三十來歲。我在這個門診裡的角色是強化他們的糖尿病控制、確保他們不會有災難性的荷爾蒙狀況因而變胖（從未發生過）、治療他們的高血壓，並與他們討論飲食和運動習慣。我們會給每個病人看一則漫畫：一大團食物行經非常漫長的食道、勉強擠進通往胃部的交會點。我看著食物緩緩行進，一遍又一遍地看，每個病人都要看一次。**你吃的東西就是這樣往下跑，如果外科醫師在這裡鎖上一個帶子，就需要四倍的時間。你吃東西的時候必須放慢速度，不然就會全部吐出來。**

現在我每次吃東西，就會想像食物從喉嚨往下送，被食道的肌肉向下擠，然後才啪一聲落入比我想像中更小的胃裡。我會多咀嚼幾下，每吃一口就稍等一會兒。有時我甚至會吃完一口後，先把叉子放在餐盤旁邊。還沒在那個診間工作時，我從來不會這樣做，以前吃東西都是速戰速決型的，而且我一點也沒有過重，但是到第三次去那個門診時，我已經減了五公斤。

我哥哥三十歲時就有高血壓，一般內科醫師檢查出他是續發性高血壓。他常喝威士忌又吸菸，食量大到誇張，而這些都是原因。醫師建議我哥哥乖乖服用他要開立的那一把藥，他可以讓我哥哥再活個二十年左右。醫師拿起筆，打開處方箋，我哥哥臉色發白，「等一下，」他說：「我想比二十年再多活幾年。」

你很胖的時候，藥物可以幫助你保有健康，但藥物和醫師都要花錢。如果你體重過重，你每年要比苗條的人多花費二五%的金錢，才能維持健康。如果你有肥胖症，每年就要多花四五%的金錢，而且沒有哪種藥物可以治好肥胖症造成的功能障礙。在某個正常體重的人背後綁兩個裝滿東西的行李箱，再叫他們爬樓梯，這樣只會讓他們變成一二〇公斤左右，還差我許多病人的體重一大截；這些病人從候診室走到我的辦公室就滿身大汗、膝關節也逐漸碎裂。那又如何呢？電動代步車不算太貴，全民醫療保險也會給付。

此外還有別的支出：你愈胖，生態足跡就愈大。以全球來看，過重與肥胖者使全人類帶著一千八百五十萬噸的過量脂肪，假使這些脂肪仍然是食物而非脂肪組織，就可以讓三億人口到死都不缺食物。胖子被比喻成耗油量超大的車子。我打出這幾句話的時候覺得很不舒服。我很抱歉，胖子確實醜。

※

我是在糖尿病門診認識娜拉的，她三十五歲，有一個五歲的女兒。她有失控的糖尿病、高血壓及脂肪肝。體重一五五公斤，身高一五〇公分，完全符合病態肥胖這個類型。她費了一番力氣才能在檢查檯上躺平，之後又費了一番力氣才爬起來。她的兩腳沒有清理整潔，趾甲很長又發黃，腳底周圍有一圈深褐色的老皮——這會為糖尿病患者帶來大問題，因為很容易有嚴重的腳部感染，有時甚至會導致截肢。但娜拉無法照顧到自己的雙腳，她連要看一眼都沒辦法。

娜拉被列入減重手術名單——依她的情況，會裝一個帶子圈住胃部頂端。她說她很怕在手術進行中死掉，所以取消了跟外科醫師約好的時間。我替她難過，很想幫助她，但是要從何開始呢？我跟她說，會害她沒命的是她目前的健康狀況，而不是動手術。我問她想不想看到女兒長大、結婚生子。她嚇壞了，開始大哭。我叫她回家把儲物櫃裡的垃圾食物清空。甜餅乾是她最大的弱點。我跟她說，打開包裝、全部倒掉。我重新幫她約好外科醫師的診療，也給她一個電話號碼，就是她二十幾歲時成功用過的代餐服務專線。為妳女兒這樣做吧，我說。她把眼淚擦乾。在診療室門口，她丟下手提袋，猛然抱緊我。「謝謝妳，醫師。」謝什麼呢？我只是聯合門診裡的一個專科住院醫師，不太會再遇到她了。如果你就在病人身邊，萬一介入處理失敗了，還可以調節後果。假如她無法把餅乾都倒掉呢？萬一我所做的只是加重她的罪惡感和自我厭惡呢？

因為有娜拉這樣的病人，我決定加入減重外科團隊。在減重門診，我向病人詢問他們體重上升的經過、試過哪些飲食法、整體的健康狀況、藥物治療法，以及社會情境。我得對他們的飲食習慣有一點概念。他們坐在特製的寬大座椅上，兩個大腿緊緊擠壓著，手上拿著很像是皮包骨營養師的飲食日記。我坐在一位二百八十公斤重的病人面前，用輕鬆的口吻提出廣泛的問題：「你吃的零食大多是什麼？是甜的還是鹹的？」他讀出日記的內容：「上午的點心：小顆的青蘋果加兩片米餅。」我又問：「你會感覺到吃飽了嗎？覺得飽還會繼續吃嗎？曾經吃到不由自主地嘔吐，又繼續吃嗎？」診察中最困難但最具啟發性的話題就是食物，診察室裡的情緒五味雜陳，我強烈察覺到病人所感受的羞恥。他們會描述購物、坐公車、搭飛機的情形給我聽，還告訴我他們後來就不照鏡子了。我不會請他們描述自己吃過最多的一餐，也不問他們是否曾一口氣吃掉二十幾個甜甜圈。我只詢問我需要知道的事，盡可能把病人因不當治療受到傷害的機會減到最小。我不希望羞辱病人或讓他們覺得羞恥，不希望讓肥胖的病人變成畸形怪胎。他們要經過一段時間才會對我有足夠的信任，可以告訴我實情，說出他們吃進去的食物量有多麼驚人。

※

我聽過一場醫院內部的演講，主題是肥胖症的遺傳決定因素，主講者是一位很胖的專科醫師，演講進行時他變得滿臉通紅，汗漬從腋下擴散開來。他提出，肥胖症是遺傳的，一邊把額頭的汗水揩乾；肥胖症是一種疾病。他說：「假如你把胖的人變瘦，就是宣判他們要終身飢餓。」

這要取決於你對飢餓的定義吧。吃喝並非純粹理性的生物性行為。我可以給你一種飲食，讓你整天飽足又可以減重，但是不會太愉快：這種飲食主要包括水分充足的蔬菜，諸如包心菜和芹菜，還有蛋白、瘦肉。節制慾望、無法滿足慾望的痛苦，與胃裡面空無一物的痛苦很不一樣。飲食的愉悅是複雜又多面向的。在我們的社會裡，消耗是一種消遣娛樂的形式，吃喝就是其中的一部分：上至在精緻料理餐廳用餐的誇張效果，下至以一包洋芋片增強看電視的感受。飲食過量的人，大部分不是因為胃部發出飢餓感，而是屈服於一種消耗的渴望——尋求樂趣或慰藉，或者希望填補某個空缺。

我有一個朋友有厭食症，十幾歲時就頻繁進出醫院，要用鼻胃管灌食，到二十來歲時才逐漸恢復，並設法將她對食物的所有侵入性強迫症思維，轉移到田徑運動上。她有一次告訴我，她不懂為何可以因為她吃得不夠而將她強制送醫，但針對肥胖卻毫無限制。她說，喝醉的人要買酒就會被拒絕，但是超重一百公斤還是可以搖搖晃晃地走進炸魚薯條店、吃到相當於一個星期所需要的卡洛里的午餐，這根本就是不公平。

在全球各地數以千計的實驗室裡，醫學研究人員正致力於找出肥胖症的起因和治療方法。他們檢視基因、化學物質接觸和新陳代謝路徑。他們用安非他命、抗痙攣藥及益生菌進行實驗，其中一些研究的金主，正是製造和販賣那些害我們發胖的食品的公司。世界上還有數以千計的其他實驗室，裡面的食品科學家和行銷人員正想方設法讓你多吃一些。他們運用高度精巧的心理和生理研究來達到這個目的；他們檢測顏色、尺寸、價格、質地、包裝、廣告對於人類慾望的效果。請看看你的四周：贏的是誰呢？

從某些方面來看，科學研究已經讓肥胖症超出此範圍：肥胖症是多多少少具有自由意志的個體，在大致上自由卻不允許過量的社會中做選擇所造成的後果。在當今的醫學研究中，肥胖症常被概念化為一種無可避免的疾病，問題出在基因、新陳代謝、環境裡的化學物質、母親懷孕時吃進什麼，以及母親是否親餵。除了你選擇把什麼東西放進嘴裡，每件事都有問題。

從生物觀點來看，一旦胃部容量飽和，再吃進食物應該會造成痛苦而非樂趣。有不少文獻指出，周邊和中樞神經的機制——各種荷爾蒙與感受器——會在持續飲食的時候引起厭惡感，但這會取決於消耗食物所附帶的愉悅有多麼強烈。胃裡裝滿了，但假使我用手指沾上融化的黑巧克力、送到你嘴邊，你會拒絕嗎？如果你家徒四壁但胃裡塞滿食物，而大腿上有一整碗香脆可口的零食，可以讓你忍受電視上空洞的節目，你會怎麼做？如果屋裡屋外不斷有強烈的畫面襲來，說服你這些香脆的垃圾食物是如何驚為天人地美味，而且兩個超大包只要四塊澳幣，你又會如何？

我們都受到違禁品吸引，要能抵抗就必須有一個強而有力的理由：痛苦、懲罰、家庭破裂、死亡。吃進「壞」食物，是一種相對良性的違規；你可以在大庭廣眾下、在公園裡、在小學操場上這樣做。後果——肥胖、疾病、提早死亡——還很遙遠，現在看不到。康德有一句名言：沒有人會與自己的夢中情人發生關係，只要後果是隨後立刻死亡。要阻止人們大量吃進這些極為誘人、滿載卡洛里、強力促銷又價格低廉的食品，不讓這些東西出現在我們很自然會有渴望的雙眼之前，公衛運動需要引發一種比可預見的樂趣更強大的厭惡感。

針對廣告的禁令、圖像式的反制運動、樸素的包裝、高額的稅金，這些都有助於使澳洲成為吸菸者人口比例最低的國家之一。這種方法要如何轉移到食物上？紐約市贊助一則反對軟性飲料的廣告，呈現的畫面是有一個人正在大口暢飲一杯滿是血水的液態脂肪，加上一句標語：「千萬別喝下油脂。」洋芋片和巧克力的包裝袋上，何不黏貼脂肪游泳圈底下那團爛肉或糖尿病造成壞疽腳的全彩照片？如果你覺得：**偶爾吃洋芋片也無妨，何必懲罰任何人？**那麼，偶爾抽菸也不會帶給你更大的傷害。任何一種致力於抑制肥胖症的公衛運動都需要生動的圖像，讓愉悅的過度飲食帶來的不悅後果栩栩如生。治療過度飲食的藥物也需要如此，不只是讓人覺得肚子飽了，還要讓人在超量一口時就覺得極不舒服。不過，誰會自願採用這劑康德式的藥方呢？

※

我們在減重門診最擔心的就是強迫症進食者，此外就是有些人的生活中除了吃，便想不出其他追求樂趣的活動。問題在於病人是否能適應一天只吃三盤食物、餐與餐之間只有兩塊小點心的生活。胃部束帶後又過量飲食，是很危險的事，會大量嘔吐，造成食道膨脹甚至破裂，導致食物滲進肺部而引起感染。我們不希望引起傷害。我會向病人說明：外科醫師會在你的身體和食物之間做一道閘門，你必須尊重這道閘門，這個閘門只會開一個縫隙，讓一點點東西溜進去，你必須有辦法忍受這個限制。

我問一個體重二百公斤的年輕人平常吃什麼零食。「什麼都沒吃。」他說。我看著他的雙眼。什麼都沒吃？他點點頭。我問起他皮膚的慢性感染和糖尿病，他哭了出來：「我每天下午都會吃辣味洋芋片、油炸點心，然後喝三罐可樂。其實我對吃東西上癮了。我成癮了。」他用力搥打自己的大腿。

成癮，這個字眼在我的診間毫無用處，只會阻礙任何自我決心改變的希望。我的病人沒有成癮，他是個非常孤單寂寞的失業男子，在社交上日漸孤立，到最後只能從食物得到慰藉和娛樂。他沒有朋友，也沒錢去買別種消耗品，而且教育程度不高，又沒有伴侶、沒有工作；有時候他根本整天不起床。他只能選擇吃進這些食物，否則就感受不到愉悅。我和外科醫師討論他的情形，很擔心把胃束帶做好後他可能會飲食過量。我們告訴他，以他的狀況來看，外科手術可能不適合。他很慌亂：「那麼，如果你們不做手術，會幫我做什麼呢？你們不是有某種道德責任要幫我減重嗎？」

把肥胖症視為疾病，這樣的觀念就會帶我們走到這一步，大家都要求醫療要負起責任。個人的責任呢？社會的責任呢？我的病人哭了，因為他生活中的亮點就是從超市拎一大包垃圾食物回家，可以在空蕩蕩的客廳裡盡情吃喝。我能為他做些什麼？我可以用早死威脅他，可以加重他的羞愧感；我可以提供一些有實證基礎又促進動機的生活型態介入治療——**把可樂改成健怡可樂！**要規定他運動嗎？用平均步速走路一小時，燃燒掉的熱量只相當於一片麵包。我也可以採用傳統方法，把他的上下顎固定住，讓他不能吃東西。我根本不可能解決他的孤獨、絕望及失業問題。我可以把他轉介給心理師，也這樣做了——運氣好的話，他可以找到很有才又細心的心理師，會試著追根究柢，弄清楚這個年輕人為什麼痛恨自己的胃腸。他非常可能會得到幾堂行為治療課程，讓除了他以外的每個人都好過一點。

但他就是不像我們，對吧？他是少數；大部分的人只是超重二十公斤左右，而他是其中一個暴食症患者。其實我覺得他也像是大部分的人，不過他的食量大到極點。各大公司行號讓我們更容易盡情吃喝而不容易戒絕食物，它們大肆推銷並供應廉價、重口味、吃不膩卻對身體有害的食物。它們比醫療更了解我們。一家連鎖速食業者只要在週末撤掉電視廣告，之後那個星期的收入就會銳減超過二五%。在某些超市裡，陳列那些高度加工又不含營養素，由澱粉、油脂、糖、色素組合而成的食品的貨架，多於陳列新鮮蔬果、肉類及穀類的貨架總數。吃自家烹煮的全天然食物而變得過胖的人寥寥無幾，變成病態肥胖的人則是零。對大部分的人來說，要變得那麼胖需要極大量高度精緻的即食性垃圾食物和飲料。用 Google 搜尋「我肥胖的時候都吃些什麼東西」就會知道了。

體重若超過三百公斤，要保住性命就是一個挑戰了。三百公斤並不是某種門檻——這當然是一個連續體——但是超過三百公斤的人會來到醫院，因為他們的身體開始出現死亡的徵兆。我曾接觸過和聽說過一些這樣的病人，他們足不出戶，因為已經無法走路了。要把他們從家裡移出來，需要請州立急救人員來拆掉門框，要出動州立的肥胖症救護車（標準救護車只能載運二百二十公斤以下的病患）。這些病人需要特製的床位、特別的掃描器——有時出現在動物園裡——和一小群醫療人員來治療衰竭的器官。最慘的問題在於皮膚（因為摺疊而腐爛導致感染），以及肺部（大量的肉塊逐漸擠壓肺部，導致肋間肌不再能移動來引入空氣）。

要變得那麼肥胖，需要專心致志和堅持不懈。要燃燒掉那麼多脂肪，幾乎是不可能的任務。長期住院治療——一年或更久——並且只吃非常低卡的飲食，事實上是唯一可行之路，但即使如此，病人出院時也不會是正常的體型。全盛時期的大塊肉團周圍會長出皮膚片，無法啪一聲就完全消失。肥胖還有其他不可逆的後果。比起曾經肥胖後來減重成功的人，從來不曾肥胖的人在新陳代謝方面會更健康（可以吃多一些），壽命也會更長。

《新英格蘭醫學期刊》（*New England Journal of Medicine*）最近有一篇文章，探討生活型態造成的慢性疾病與日俱增，呼籲醫師應該改變他們對病人的想法。作者指出，醫學生應該被教導減少化約主義傾向，要認識心理、社會及經濟因素都是疾病的決定因素。我不了解美國的醫學院情形，但連我們的外科醫師——最死硬派的醫師——看到環境加上個人選擇的悲劇導致病人體重超標兩、三倍（或四、五倍），也會驚愕無語。與我共事的醫師們完全可以理解是身心及社會因素造成病人的現狀，但我們只是醫師，只擁有醫療專業的工具：雙耳、聲音、雙手、藥片、手術刀。候診室坐滿了人，候診名單一大串，需求量持續增加。肥胖症在許多意義上正是我們的生活方式必然的終點。預防勝於緩解，但我們需要心理學家、激勵人心的演講家、社工師、營養師、物理治療師的合作，才能有望處理這個問題。我們需要政策制定者和社會運動者，但現在只有像我這樣的醫師。

就疾病來說，表面上看似便宜的食物，會帶給個人和社會相當沉重的負擔，而且會使醫療保健資源改變方向。如果長壽和預防疾病仍是人類的目標，我們就應該努力預防自己變得太肥胖。不要再把肥胖當成一種病了；那是個騙局。由於某些原因，絕大多數的人不再能夠說出「我吃飽了」。基於某種原因，絕大多數的人會回應廣告的邀請，一而再、再而三地一口氣吃進一天分的卡洛里，藉此進入一種愉悅狀態。因為這樣，大家都被塞得飽飽的。我們可以這樣說：「你們都是自由的個體，都完全自由，所以要自己負擔後果。」我們可以透過食物稅，讓大家在選擇的那一刻付費，或者也可以限制選擇。另一個選項是始終沒有明說的：想吃就吃吧，吃完可以再吃，變得愈來愈胖，然後再設法找出最佳對策。我們現在的方向就是：肥胖不在倫理道德的範疇之內，是我們一手造成的世界所產生的結果，可以接受。

以國家、世界的角度來說，我們可以決定消耗一切，愛吃多少就吃多少，然後把大量的政府稅收花費在醫療和製藥上，治療伴隨飲食而來的疾病。如果真要選擇這條路——我們差不多已經走到那裡去了——就必須誠實面對自己的選擇：把國家的經費用在盲目消費的後果上。

如果你找我看診，讓我當你的醫師，要求我使你變瘦，此時我得讓你開刀或吃藥，因為我只有這兩種武器可以斬妖除魔。將來的某一天，病人不會再要求醫師幫他們瘦身了，有可能肥胖又成為罕見的事，或者肥胖已經完全被接受了。選擇權就在你手上；你打算吞下後果嗎？

再思〈肥胖之城〉

墨爾本有一群嘻哈舞者固定在斯旺斯頓街（Swanston Street）一帶表演，當中多半是精瘦的亞裔人士，可以像橡皮人那樣隨意彎折身體。但我最喜歡當中那位體重超重的中東裔男孩，他的地板動作絲毫不馬虎，和那些苗條的夥伴一樣。他熟練地穿梭於時空裡，令其他的舞者相形見絀，好像肚皮舞者沒有扭腰一樣。音樂停頓時，他會不自在地做出小腹微凸的人都會做的事：把身上的T恤往前拉一點，讓T恤像窗簾一樣擋在肚子前。女性也會做出類似的動作：把衣服的下擺拉出來，或把襯衫拉下來遮住背後。到處都有人試圖遮住身材，看了真令人難過。

因此，當我聽說廣獲好評的舞蹈創作《胖又何妨》（Nothing to Lose），在海報宣傳上提到要徹底挑戰我們對肥胖身體的觀感，我就迫不及待想去看了。我心想，**太了不起了，能展現出肥胖也可以健美、可以健康、可以問心無愧**。

我在二〇一三年的《月刊》（The Monthly）上發表的文章〈肥胖之城〉（Fat City），引起身體自愛運動（body-positivity movement）的大肆抨擊，指控我太愛說教、嫌惡肥胖者，即便我的結論指出社會必須著手處理這個流行病而不要只會說教、我們必須為製造出這個很難不胖的世界負起社會責任。我仍每週一次與減重外科醫師一同負責一個公費的肥胖症門診，病人大排長龍，因為他們需要幫助，他們數十年來一直承受著肥胖症的悲慘後果：關節受損；糖尿病對腎臟、神經及血管造成嚴重破壞；心臟承受壓力、肺臟無法清除血液中的二氧化碳，因為軀幹裡的脂肪太大量了。他們二十歲就發胖了，當時身體還算健康。

泰絲．霍樂蒂（Tess Holiday）是個年輕的身體自愛部落客、二十六碼的厚片女模。[4] 她擁有電影明星的臉蛋和網路追蹤人數，被數以萬計的超重女性（主要是女性）視為楷模，這些女性認為泰絲幫助她們不再厭惡自己、覺得自己很美。

女性的身體被那些為企業牟利的媒體物化、商品化、侵犯抨擊，這是不爭的事實。美麗是文化所建構的，有著狹隘的定義，且如誘餌

[4] 譯註：美國女性的平均身材是十六碼。

般垂掛在無數的商店裡。但我們得承認，很少人是「美女」，大多數人都很普通，都有一些古怪之處。對身體的憎惡來自一種信念：女性必須美麗才會有價值。挑戰及試圖放寬對「美麗」的認定，並非基進的女性主義行動，而是一種認同。我們應該告訴我們的女兒，她們不需要美麗（無論是什麼定義），也可以成功、有價值或幸福，她們不必把精力投注在一個錯覺上。

法國跟進西班牙、義大利及以色列的做法，不久前針對過瘦的模特兒頒布禁令，因為擔心她們會美化並鼓勵大眾追求不健康的過瘦體重。有些人對此相當不滿——他們認為有可能「天生」瘦到極點，或是體重過輕卻依然健康——但大部分的人都支持這項禁令。我想假使泰絲．霍樂蒂在達到「健康」的身體質量指數（BMI）之前被禁止擔任模特兒，大概會引起暴動吧，該禁令會被視為一種厭女歧視：憎惡身體的證據。正面肥胖（fat-positive）部落客喬琪娜．霍恩（Georgina Horne）改變飲食又開始運動健身，體重便減輕了，這並不足為奇；網路上開始有爭議和廣泛的譴責：她妥協了。她的一些追隨者覺得遭到背叛。

我相信，極端的體型——極胖或極瘦——並非美醜問題，而是將幸福與長壽置於不顧。如果你走路一定會傷害膝蓋或導致大腿間的皮膚潰爛，這就是一大問題，無論你或全世界如何評斷你的身形。照顧自己是一種行動，而非心理狀態。

提升大眾對於肥胖症健康問題的意識，有可能害肥胖者覺得痛苦、增強他們的自厭，這是很複雜的事實。香菸盒上的古怪圖樣也可能令人難過。沒有人想讓別人覺得難過，不過，嚴重過重並非個人無力改變的疾病狀態。運動健身、減少一些脂肪，會牽涉某種程度的損失和受苦嗎？或許會，但是比不上維持病態肥胖日後可能要面對的損失和受苦。肥胖自愛運動分子正在累積不利於自己日後健康的可能性。有些中度肥胖的人可以維持心血管健康，他們做運動、保持關節的彈性，且因為基因優良而沒有得到糖尿病（如同吸菸者未必都會罹患與菸草相關的疾病）。「胖瘦都健康」（health-at-any-size）是可能的，但機會不大。目前我們的公衛政策對於肥胖症的處理有一個問題：我們喚起意識卻沒有提供支持，任由造成肥胖的結構文風不動。別的國家做得比較好，包括：提供運動課程及諮詢服務電話的經費、對垃圾食物課稅、投資提倡運動的基礎建設。

我對肥胖症的美學和道德觀不感興趣，除非它們會形成阻礙，令我們無法找到方法來解決肥胖症對醫療與國民健康的重大危害。如果把這個議題導向身分認同政治、美感及接納，許多人最後都會生病。

肥胖症**就是**一個政治議題：看過肥胖症盛行率的政經分布圖，就會一目瞭然。關鍵在於我們支持和資助公共衛生的責任，也在於消費主義及企業的貪婪無度。

《胖又何妨》的表演者並沒有跳舞，而是擺出王者般的姿勢，穿著內衣昂首闊步，讓觀眾覺得痛苦。他們氣憤又挑釁，受夠了難為情、被評斷、遭霸凌。這樣很好。不過，肥胖者並非一個需要擁護的弱勢族群，而是全國三〇%的人口。而且，嚴重過胖就像吸菸或飲酒無度，是自我毀滅的事，是憎恨身體的自我攻擊行為。這場演出很動人，但主題是個謊言。

其他的嗜好

睡眠寶貴
戒菸者的悲嘆
細微的界線
性與藥
亢奮時刻
毒品：論藥物治療、立法及娛樂

睡眠寶貴

傳說柴契爾夫人每晚只需要睡四個小時。或許那並不是她**需要**的睡眠，有可能她只允許自己睡四個小時，像是有某種睡眠厭食症。味口小通常不會「自然」發生，以我們所謂的營養機能（睡眠、吃喝、性）而言，人類是一種貪食的動物。睡眠剝奪甚至有可能是柴契爾夫人（同樣赫赫有名的）脾氣暴躁、情緒基本上都很差的原因。一輩子總是疲憊不堪、又餓又渴、性關係受挫，這種生活實際上會把任何人都變成討厭鬼。

昨晚我睡了十個小時，是這幾個月頭一次漸漸醒來，感受到澄澈、善意的世界。我的視力敏銳，空氣很舒服。身為都會上班族，很難得長時間熟睡，然後睡飽醒來。我們容許感覺**如此愉快**的事情變得那麼難得，這實在很不尋常。你可能以為，我們已經想出某個有效又容易的方法，來滿足自己的需求，畢竟我們可以這樣來處理身體的其他基本功能：藉由速食品、瓶裝水、色情影片。我們為何無法用較不費時的方法，帶來一大段好眠呢？

睡眠可以是一種難搞的搗蛋鬼，即使你有時間也有睡意。醫師建議失眠患者注意自己的「睡眠衛生」，彷彿床鋪是一種病毒血症的地下污水池，灑一些漂白水大概就會乾淨了。麥可．傑克森（Michael Jackson）生前以醫師給他的夜間麻醉藥取得睡眠、控制睡眠；在你要做大腸鏡檢查、從一數到十之前，醫師就會給你這種藥。凡是會帶來長時間昏睡的藥物，都帶有某種程度的致死機會；只要是會按照要求、帶給我們幾小時睡眠的藥物，大部分都極容易成癮。我們還沒想出安全的方法來買賣優質睡眠、讓我們只要想要就可隨時隨地獲得睡眠——或是，如何獲得一個小包裝，裡面有睡眠帶給我們的一切。

我小時候就會失眠，很怕上床後會一直躺到天亮都睡不著。我不記得有疲憊的感覺，只是悲慘地等待早晨來到，偶爾會偷看窗帘外面，希望橘色的縫隙已不再是鈉燈光而是陽光。假使當時有人帶我去看病，我可能會得到好幾種診斷。難以入眠：焦慮。清早醒來：憂鬱。

病人很少提到睡得很飽很熟。他們會在沙發上、書桌前打盹，也有些人在車上打盹。或許他們把睡眠減少成六小時，喝五杯咖啡，再加上週末的長時間補眠。或者，他們無論多早躺平在柔軟的床上，這張床都會變成一個破落的用刑室，鋪著令人窒息的潮濕床單。有誰不曾累倒在床上、希望能稍事休息、消失片刻，但是躺上枕頭的那一刻卻發現，自己的心臟因為瘋狂的重擊而要跳出來了。

睡眠要求我們放棄警覺、擁抱孤寂。我們會夢到自己根本不知道的念頭，而且是在全彩的 3D 遊戲場上。我們必須閉目投降，彷彿迎接死亡。

我聽說有位同事曾在廣播節目中受訪，討論隨處可見的長期睡眠剝奪問題。他問主持人是否靠鬧鐘叫起床，答案當然是肯定的。「嗯，」他一本正經地說：「這表示妳不夠早睡。」他用稍微停頓來表示「這不是大家都知道嗎？」然後一口氣講出主持人會用的藉口，這些藉口我們都知道、也都會用。我們把睡眠換成生活，換成工作以外的生活。我們把睡眠換成談話、觀看、吃喝、放鬆、遊玩。我很樂於用筋疲力竭的一天來看幾集《真實之虛》（*UnREAL*）[1]。

第一次聽到鐵娘子柴契爾夫人的四小時睡眠法時，我很嫉妒她比別人多出那麼多小時的清醒時間。我算過：她為自己**多賺了十三年**。或許這段額外延長的時間，使她一輩子過得痛苦也值得了？不過，睡眠剝奪對人很不好，不但會引起或加速某些疾病，還會導致決策能力

[1] 譯註：美國有線頻道 Lifetime 於二〇一五年播出的黑色喜劇影集，描述真人約會配對節目《直到永遠》（*Everlasting*）的兩位製作人如何挑戰道德尺度，操控參賽者、觀眾及工作人員，不擇手段達到最高收視率。

受損、同理心低落、洞察力變弱。這等於是新自由主義的配方了。

塞內卡（Seneca）[2] 說過一句話，意思是時間是人類最珍貴的財產，也是最任意揮霍的東西。柴契爾夫人及其四小時睡眠成為一種典範，所有的良好公民都應該心嚮往之。你既然可以醒著有產出、有獲利，為何浪費時間睡覺，像廢人一樣？而當四小時睡眠成了目標，便永遠不會有足夠的一天。假使某個瘋狂科學家真的發明一種方法，讓人類可以一直工作不必睡覺，我們也只會把多出來的時間填滿，然後又想要更多時間。

我們可以在白天拼命衝、拼命塞，或是停下來聽白噪音。但是夜晚來到時，我們一定要爬上床、閉上眼，就算只是為了記得我們的時間有限、人生有涯、時光無價且一去不返。或許睡眠障礙這種流行病，其實就是現今人類生活方式的一種失序。

[2] 譯註：古羅馬哲學家。

戒菸者的悲嘆

我讀高中時開始吸菸，快樂地徜徉了十年。戒菸的人很愛追憶往事：最喜歡的品牌、何時開始吸菸與何時戒菸、當時最棒的香菸、在嚴寒的早晨吐出一縷華麗的輕煙是什麼感覺。我們就像是懷舊感傷的挖掘者，發現我們都認識同一個人——那個最忠心又可愛的士兵——而且迫不及待想分享自己的故事。沒抽過菸的朋友聽到這些話題，臉上都寫滿了**到底在搞什麼**的表情。

二〇一五年六月，墨爾本的一座男子監獄發生暴動，看起來是因為該州隔天要開始實施禁菸令。這座監獄位於瑞文霍爾（Ravenhall）這塊荒蕪的國有地上，離我小時候住的地方只有幾百公尺遠。當我年幼時，家父在一個綿羊牧場當助手，牧場主人租下瑞文霍爾來養羊，家父會在週末看管牧場，把卡住生不出來的小綿羊拉出來，還曾射殺好幾百隻兔子當晚餐。祖母擁有隔鄰的土地，直到政府對她發出強制徵收令，夷平她的杏樹園，在男子監獄旁興建了一座女子監獄。我想像這些被關在水泥牆背後的人，全都在我小時候的牧場上接受「修復」。現在他們連吸菸都被禁止了。

我童年流連的街道旁，埋著一道二公里長的巨型排水管，通過房子、馬路、牧場底下，直到一個小煙囪旁邊，你可以從煙囪裡往上爬，再遠眺整個瑞文霍爾的景色。我和玩伴們會翹課出來，鑽進水管裡長途跋涉，用自願的非法圈禁讓自己感受自由。我們一定會在口袋裡放幾支香菸，但從來不曾在漆黑的排水管裡吸菸。吸菸有個很有意思的事，我也常跟戒菸的朋友談起：如果看不到煙霧從嘴巴吐出來，就沒有樂趣了。那一縷緩緩流出的白煙，是一種有意志力的創作行為，像藝術一樣。

最近我帶一個朋友去看這道排水管，發現開口處被一個笨重的鐵門擋住了，可能是為了防止小孩子進去。或者，以毒王矮子古茲曼（El Chapo）[3]在墨西哥挖地道越獄的事件而言，也可能是為了關住囚犯。

二〇一〇年，我讀到蘇珊娜．亨內維爾（Susannah Hunnewell）訪談米榭．韋勒貝克（Michel Houellebecq）的內容。亨內維爾提到，她與這位法國作者相處了兩天，對方一直在使用她所謂的電子菸。「他

[3] 譯註：華金．古茲曼．洛埃拉（Joaquín Guzmán Loera）綽號「矮子」，前墨西哥錫納羅亞販毒集團毒梟。古茲曼在一九九三年被捕，但在二〇〇一年成功越獄並逃亡瓜達拉哈拉，自此被墨西哥政府通緝，二〇一四年二月二十二日才落網，結束了長達十三年的逃獄生涯。但他從首都墨西哥城一座戒備森嚴的監獄，挖出一條至少深十五公尺、長達一千五百公尺的隧道，在二〇一五年七月十二日再次逃獄，隔年一月八日又落網。由於擔心古茲曼會再越獄，墨西哥政府於二〇一七年一月十九日將他引渡至美國，關押在紐約州的曼哈頓監獄。

吸氣時，電子菸發出紅光，產生水蒸氣而非煙霧。」我沒聽過電子菸這種東西，而且已經十六年沒吸菸了，但依然會心跳加速。我上網搜尋，看到這種水蒸氣一再被描述成「無害的水氣」。我想像著能夠再次製造出大型的白色煙雲，**卻不會得肺氣腫**。好幾年之後，電車站裡才開始有裝扮入時的人拿著精巧的電子菸設備，吞雲吐霧像鬃獅蜥那樣神氣。當時在澳洲還買不到電子菸，所以我從美國訂了幾組，我選了像鉛筆一樣細緻優雅的黑色設計，想像自己悠閒地晃到第凡內珠寶店前吃早餐。可惜那個味道油膩又噁心，我覺得那些在我的肺部進出的東西絕對不只有水分。

到了二〇一三年，所有賣香菸的大公司都在行銷和販賣電子菸，他們運用數十年如一日的伎倆來推廣可燃性的菸草：贊助消費者權益倡議團體、贊助健康訴求主張、遊說管理機構、配置名人加持。最新的研究顯示，這些東西的危害雖然有可能小於真正的香菸，卻含有多種毒性，通常也不會促進戒菸，而且很可能會使年輕人使用真正的香菸。又一個大企業所承諾的安全、輕鬆愉快完全破滅了。

小時候，香菸在我正值萌芽的身分認同中是不可或缺的一塊，是自由的強力象徵，是叛逆的小小動作，對抗著成年人所製造的數百條禁令。青少年階段就是一種長時間的暴動。現在我讀著關於各大菸商的報導，聽見他們宣稱自己「致力於減低危害」，想到自己所寫的內容可能是對他們的邪惡行徑歌功頌德，實在很痛苦。吸菸時所感受到的叛逆自由，有多少是來自於他們無所不用其極的行銷？這只不過是一種上癮的情況嗎？

「成癮」這個詞彙總是令我不安，彷彿又是一個特地設計來遏阻人思考的用詞，一個讓你可以拿來當套鎖揮舞的字眼，把適用的個體全部簡單化、弱化成一隻被擄獲而寂靜無聲的動物：「我意外吸了冰毒，現在我的大腦細胞迫使我繼續吸毒。」成癮問題專家在網頁上強調，任何非神經生物學的說明都是在說教，問題都在大腦，都是酬賞中心和多巴胺回饋的迴圈。

幾十年來，世界各國的教授耗費無數時間，辯論該用什麼術語來描述及診斷不當運用物質的問題。「成癮」的說法已經被「依賴」取而代之，而現在優先使用的詞彙是「物質使用疾患」（substance use disorder）。根據最新版的精神醫學聖經《精神疾病診斷與統計手冊》（*Diagnostic and Statistical Manual of Mental Disorders*），如果對於某項物質的使用或慾望，造成臨床上的重大痛苦或障礙，就是得到某種疾患。

我那段吸菸的心愛時光，除了害我偶爾被罰留校，並未造成痛苦，也沒有帶給我任何嚴重的障礙。因此，我想我逃過了精神疾病的診斷。我把菸戒了且維持至今，因為我真的不想死。但假使我不是有幸熱切地想活下去——並且假使我沒有找出更好的方法來維護個人自由——我知道我還是會拼命地吞雲吐霧。而且，假使我被關在監獄裡，我也會暴動。

細微的界線

我以前有一位醫師同事，她為了高中同學會準備了六個月，包括節食、上健身房運動、隆乳、做臉部整型加填充又打肉毒桿菌，還試用植睫毛和植髮。只要有人好像在聽她講述，她就會一五一十地描述自己的各種努力，然後用同一句話做結尾：「我要給那些賤人好看。」她完全不聽勸，無視於我們震驚不安的表情，顯然是進入一種瘋狂的平行宇宙。同學會的盛事來到然後結束，她很滿意自己給她們好看，她們都是醜斃了的老女人。她說自己實在不必多花那些力氣。我就知道，對吧？沒有人告訴她，大家都這麼認為啊。

撇開全面發作的精神官能症和良性的防護性妄想，一般的女性要欣然接受自己日益加深的皺紋和日漸鬆弛的皮膚，可以說是愈來愈難了。我們看到政商名流的臉蛋始終維持光滑，有如 Photoshop 處理過的凝脂，滿載著大家也都可以避免崩壞的可能性。美容治療的發展蒸蒸日上；在女性雜誌上，整形外科已經變成新式的潤膚冷霜。大家都說應該及早開始。以流行巨星瑪丹娜為例，她做過無數次的整型，加上一堆化妝和一副手套，於是二十多年來一直維持得**像是**三十五歲。

以前我以為整型外科就是隆乳和隆鼻、臉部拉皮、腹部除皺。但是在公立醫院裡，整型外科醫師要治療燒燙傷、皮膚癌、外貌受損、功能損傷的病患。他們所做的是重建、重接及移植。

在醫學院入學面試時，申請者會被要求說明自己為何想成為醫師。我有個朋友是在新南威爾斯州鄉下長大的，他打算返鄉擔任一般外科醫師，非常艱鉅的使命，要治療那些堅忍的晚期病患、農場意外事故受傷者，而且工時極長，要持續待命又沒什麼後援。面試時表明這樣的抱負，或許立刻讓他拿到入學許可吧。

受訓期間，他愛上了一位美麗的全科醫師，這位大美女都穿細跟高跟鞋和鮮綠色絲質洋裝去上班。「我第一眼看見她，」我朋友這樣說，一邊用手揉著額頭，彷彿按摩可以消除忠誠度一分為二的困擾：「就知道我會待在城市了。」

我朋友娶了這位全科醫師，離開外科醫師的訓練，成為「美容醫師」，執行各種微創手術：在辦公椅上做的注射劑和雷射治療、當天出院的去脂和矽膠植入手術。這導致他時而會有嚴重的內疚。他本來可以完成**真正**的整型外科訓練，用一些時間到開發中國家執行顎裂修補手術。我滿欣賞他的，總有一股衝動想幫他向他自己辯護。他並不是在幫色情照片上那種年輕女性做陰唇整型手術，他只是我們這個以消費者為中心、論量計酬、私有化的醫療體系和社會的產物。

心理學和外科期刊充斥著許多研究，試圖衡量美容治療的成就，各式標題諸如「臉部老化經過手術處理，感受到逆齡和提升吸引力的客觀評估」、「A型肉毒桿菌素和皮下填充劑，對於感受女性臉部之年齡、健康及吸引力的影響」。這些研究很困惑地試圖找出其所測量的事物及進行方法，在不知不覺間試圖把複雜的哲學問題化約為實證等式——把美放在一到十分的量表上——相信人類的感受可以用客觀方式呈現。研究人員請來不同種類的「評估者」，判斷手術前及手術後照片的年齡或吸引力等級。有一份研究的結論是，臉部拉皮手術平均使人「客觀上」年輕三．一歲，但是沒有增加吸引力的分數。另一份研究則發現，臉部拉皮手術平均使人年輕四．六歲。

我外婆就不會是個很熱衷的評估者。我十幾歲的時候，她每星期至少告訴我一次：「要記得，妳千萬不要用別人看妳的眼光那樣看待自己。」她會這樣說，通常是為了叫我少畫一點眼線，或是要我脫掉豹皮夾克。我以為這是她唯一的一句唬人格言：維多利亞時期的末代女士與X世代對決。沒想到她說得對，但關於接下來應該怎樣，她就說錯了。

所有探討整型手術的研究都證明一件事：你自認為外觀如何，與別人會怎麼想幾乎無關。一群陌生人對於整型手術的結果只會看出少得可憐的改善，但研究一再指出，臉部做過拉皮去皺、痲痺填充的人，會覺得身體、情緒及社交上的痛苦大減。

我朋友覺得很內疚，因為他拯救的是膚齡而非生命，因為他助長了一種荒唐又無疑很性別歧視的美感體制。但是，美容外科醫師和美容醫學醫師終究是在病人（或顧客）的內在肖象上施工，處理他們對自我感知的幻想。手術的作用與安慰劑或奢華的名牌相去不遠。巨大的幻想有賴微小的東西：糖丸、排隊候補的手提包、厚重的手錶、少三道皺紋。購買者請注意：麥可．傑克森慢慢被荼毒的臉孔，或許會讓他覺得愈來愈舒服。

不久前我和作家雷娜塔．辛格（Renata Singer）及單人喜劇演員曼蒂．諾蘭（Mandy Nolan）一起上節目，討論社會對於老化的態度，以及我們遠避老化顯而易見的表現是何其不幸。辛格轉頭看著諾蘭，說：「那麼，怎麼看化妝呢？界線在哪裡，曼蒂？」諾蘭豎起眉毛。「界線在哪裡？我知道界線在哪裡。」她用食指敲敲額頭。「那條鬼界線就在這裡。」額頭上是一條淺皺摺，內心卻是一道深溝。

性與藥

二〇一五年底，萌芽藥廠（Sprout Pharmaceuticals）不屈不撓地進行第三次努力，美國食品藥物管理局（US Food and Drug Administration, FDA）終於核發許可給名為氟班色林（flibanserin）的新藥，成為第一個獲准治療「女性的性慾／性衝動障礙症」的藥品。翌日，製藥大廠威朗（Valeant）以十億美元買下萌芽藥廠。氟班色林——一般稱為「女用威而鋼」，以愛蒂（Addyi）為銷售品名——曾兩度被食藥管理局駁回，因為有危險的副作用且效用甚少。這個藥物是一種失敗的抗憂鬱症用藥，在試用時表現出若是每天服用，大約每個月可增加半次「在性功能上很滿足的結果」。頭暈和鎮靜作用都很常見，服藥期間必須完全禁酒。食藥管理局發出許可後，性醫學專家兼萌芽藥廠支薪顧問爾文·高德斯坦（Irwin Goldstein）醫師這樣說：「如果你斷了腿、傷了腳趾，或是性慾故障，現在可以去找醫師求助了。」

研究指出，大約四成女性表示有某種性功能問題，當中約有一半的人為此煩惱。男性的統計數字也相似。男性因性功能問題去找醫師時，通常是由於無法勃起或無法維持勃起，或者會早洩（正式定義為「陰莖插入後不足一分鐘」）。女性病患最常見的惱人症狀則是性交疼痛，或是性交欠缺興趣或樂趣。男性病患想要卻無法性交，女性病患則是不想要卻希望自己想要。

食藥管理局最後核准愛蒂，背後的原因頗值得注意。萌芽藥廠把食藥管理局駁回申請的癥結，從基於藥效和安全性轉為聚焦於性別不平等，並出資贊助「扳回比數」（Even the Score）行動，邀集大型婦運組織和政治人物來支持其宣稱：食藥管理局駁回該藥品是因為骨子裡的性別歧視。這個運動甚至支付旅費給病人和激進分子去參加食藥管理局的會議，傳達正面的宣傳佐證。這可能是第一次有藥物試驗，其最後結果取決於被嚴重操弄又極端無知的社會大眾。

愛蒂並非「女用威而剛」，而是現代人想要的春藥，雖然行銷的內容完全沒有透露出這個字眼，此事很有意思。威而剛和類似的藥品並不是春藥，而是會使陰莖的血管膨脹，於是被激發時就可勃起並維持一段時間。威而剛在美國上市時，第一個月就開出五十萬份處方。

愛蒂在二〇一五年十月推出時，第一個月被開立這種藥物的病人只略多於二百位。由於該藥品可說是藉著性別平權運動的優勢進入市場，因而按此定價：與威而剛等價。（即使事實是，威而剛是在有需要之前三十分鐘服用的，而愛蒂則要每天服用。）後來的結果是，並沒有那麼多女性願意為了**有機會**每年增加六次性高潮而完全禁酒、忍受多種副作用、每個月花費八百美元。

藥物（特別是合法藥品）很少會成功增加或減少對任何事物的慾望——無論是針對食物、其他藥品、性交、改變、離家或努力工作的慾望。而且，對人類慾望的理解，並不真是現代醫療範式的一部分。唯一可靠的春藥就是甲基安非他命（Methamphetamine），不但非法又會使人成癮，且有自己的副作用。因此，醫師除了開立一種粉紅色、沒有功效、具有風險且價錢昂貴的藥物，還可以如何幫助那些想讓自己想要性交的女病人？大部分的醫療指南都建議，性治療與伴侶治療（成功率為六五％）、新的伴侶、情色文學或按摩棒，是最能成功增加女性的性趣和愉悅的方法。二〇一三年初始，英國便迎來近四十年最盛大的嬰兒潮，社會學家想出解釋這波嬰兒潮最有說服力的理由，就是二〇一二年五月《格雷的五十道陰影》（*Fifty Shades of Grey*）的驚人暢銷，而這本書的售價還不到一顆愛蒂的價錢。

去年下半年，我和五名女性友人拿著從澳洲廣播公司偷來的門票，跑去參觀性博覽會（Sexpo）。澳洲廣播公司的員工拿到好幾十張招待券，大多是很誇張地丟在茶水間的料理檯上，或是隨便到處亂灑。這表示我可以把票拿走吧。我邀約的每位朋友都欣然接受。性博覽會就像是巨型的室內市集，擺攤的商家只販賣和性有關的產品：震動按摩棒、矽膠性器官、廉價的女性內衣、情趣刑具，還有多種口味、彩色或螢光色的潤滑液。主要鎖定的大多是異性戀客戶，也擠滿了多半是三、四十歲的異性戀情侶。

還有一些至今仍在腦海中揮之不去的（很悲哀的）現場偷窺秀，以及兩個主舞台的表演。第一個表演由兩位女性進行舞蹈動作，到最後兩位舞者都變成全裸，身上只有未乾的銀漆，模仿著看起來極度滿足的女同志性愛。第二個表演的舞者是六位打扮成技術工的肌肉男，他們連一根指頭都沒有彼此碰觸，結尾的最高潮也只露出屁股。這不就是性別歧視。

是的，我可以針對性博覽會提出嚴厲的女性主義批判，但最後我很開心地看到，參加這場節慶的每個人都擠在摩肩擦踵的走道上，很大方地找尋讓自己增加愉悅的方法。比起藥劑師所配的任何藥物，這些女性在那裡找到性高潮的可能性可大多了。

亢奮時刻

前幾天在老媽家吃過中飯後，我和哥哥走過街口轉角，去拜訪多年未見的老同學。彼特在父母搬去退休養老村之後，搬回來住在小時候的家。他用屁股開門，那是他從小就會用的姿勢，現在他變成一個又老又禿、瞪大眼睛、嘴巴開開、下巴節奏性抖動的陌生人，這樣的動作看起來有點可憎。他用熊抱緊抓住我，還用力吻了我的嘴唇一下。

「好樣的，見到你們真是太棒了，老同學！」彼特帶我們走進廚房時，我和哥哥互看了一眼。他從窗臺上的整排罐裝飲料中拿了一罐「活性」水給我們喝，他一邊走路，一邊彈手指又抓肩膀。他告訴我們，他如何以低價買下這間房子、活性化對水有什麼作用、他為何沒有生孩子。我們禮貌地點頭，該笑的時候就笑一笑，然後跟他說我們得回家吃點心了。

我一直等我們走到半路才開口。「他是在搞什麼？吃了**快速丸**嗎？」

「是冰毒。」我哥這樣說。

我曾幫住院醫師們上一堂課，講解記錄病人使用毒品和酒精的歷程。那時有一位專科住院醫師問我什麼是水煙壺（bong），我才知道需要幫他們上課。當時我以為她在開玩笑，但當我看到她聰穎紅潤的臉孔上的表情，我就不笑了，並且向她解釋那是一種用來吸食大麻的水煙斗。小時候，我從彼特和像他那樣的鄰居男孩學到不少東西，像是怎樣用果汁瓶做出水煙壺、一個人一天有可能吸食多少量。因此，我能夠摘錄一份相當精確的毒品史，而且知道自己在對付的是什麼總是很有幫助。我一開始講課就告訴這些面帶稚氣的醫師：「你們不是正常人。」

當然，沒有人是正常人，每個人都有精巧的怪異點，都有自己的祕密，也只能把祕密隱瞞一段時間。有些人特別擅長隱瞞祕密，或有比較強大的補償機制。彼特的下巴抖動，手指抽搐。有一位醫學教授的肚子每年都變得更大，鼻子變紅，走路呈寬底式步態。祕密未必都與毒品有關。有一位年輕的專業人士在影印機旁暈倒，而驗血顯示出只會由幾週的拼命嘔吐所造成的電解值異常。有一位律師來的時候，大腸裡插著一個除臭劑的瓶子。祕密會在醫院裡鄭重揭露。

有一次，外科醫師請我去看看病房裡的一位男士，因為他血壓很高。這位四十多歲的技術工人有三個孩子，我粗略看過他的病歷，發現他會喝酒應酬，而且吸「一點」大麻。以一個抽菸、喝酒、吃垃圾食物又不運動的人來看，他的血壓很正常，吃幾顆藥無法改善情況也不足為奇。我問及他的工作、家庭和健康，他每星期的應酬飲酒量加起來有好幾瓶野火雞威士忌。我問他是用捲菸還是水煙壺吸大麻。

「用水煙壺。」他說。

「你認為自己每天吸大麻超過四十壺嗎？」我輕描淡寫地問他。

他笑了。「沒有四十壺啦，醫師！大概三十壺吧？週末也頂多三十五壺。」

他從十幾歲開始就是這樣。他還告訴我他這樣要如何應付工作，故事相當精采。我也告訴他一個同樣精采的故事：用水煙壺吸大麻，幾年下來會對肺部造成氣壓性的傷害，而且不久後身體的其他部位可能會出現什麼情形。

「面對事實吧，老兄。」我說。「你已經不是十七歲了，如果你希望你的孩子不是在養護之家長大，就別再這樣做了。」

我們彼此對看了一分鐘，我問他要不要預約我們醫院的毒品酒精問題門診。

「不要，不需要。」他從床上跳起來，抓起背包。「決定了，我要戒掉，我發誓，醫師，我要戒掉，我會證明的。」

他拉開口袋拉鍊，拿出我好久沒看過這麼大包的大麻。專科住院醫師的眼睛都快掉出來了。這位病人把它拿給我檢查。

「妳看，我在這裡住了五天，連碰都沒碰。」

「幹得好！」我說。「就看能不能持續了。」

「醫師，」我走到門口時，他很緊張地說，「我可以在夜裡吸一根捲菸，」他用手指比出兩公分的長度，「來幫助自己入睡嗎？」

我笑出來，跟他說他愛吸多少都可以，我又不是警察，但如果他繼續每天吸三十五壺水煙，他絕對死定了。他嚴肅地點點頭。

「他沒救了。」我和專科住院醫師一起上樓時，我這樣告訴他。

大約一年後，我聽到一位病房傳送員通知護理師，第七床的女士拼命想討一杯茶來喝。傳送員轉過頭來：他就是那個吸大麻的病人。

「醫師！」他興奮地叫了出來。「妳好嗎？還記得我嗎？」

「我當然記得你。」我們彼此握手。「你怎麼了？」我指向他的制服。「你不是板金工嗎？」

「我不幹了。」他說。「那些粉塵對肺部很不好。」他靠過來。「我**全部**都戒掉了，妳應該知道我的意思。我這樣告訴自己：**我得改變生活，我知道自己再來該怎麼做。**」他把背挺直，像軍人那樣，很自豪地環顧四周。「**我要在醫院工作。**」

毒品：論藥物治療、立法及娛樂

我讀十二年級時，班上轉來了一個女生，在我們這所位於墨爾本西邊頗遠處的學校就讀。她的頭髮染成淡金黃色，我們對音樂的氣味相投，我跟她一樣有時不太想上學。她漸漸愈來愈少上課——都在走廊閒晃，講話帶著諷刺的語氣——但有一天忽然出現，拿著提摩西・李瑞（Timothy Leary）[4]演講的入場券，是她打電話去廣播節目贏來的。（她贏得許多這種打電話得來的獎品，畢竟她很常待在家裡。）當時是一九八九年，我不太清楚李瑞是誰，只是依稀知道他有使用迷幻藥，而且是個很酷的人。

我完全不記得李瑞講了什麼內容。（我記得那時覺得自己很像在冒名頂替，因為演講廳裡坐滿了很懂得欣賞又老於世故的聽眾。）但就在去聽演講的路上，我朋友告訴我她為什麼不去上學。她對煩寧

[4] 譯註：美國心理學家、作家，因晚年主張研究致幻劑在受控制環境下的治療潛力而知名。

（Valium）[5]上癮了，花了許多年後時光在找尋新的醫師，來編故事騙取藥品：她失眠、父母剛離異，她在男友去世後曾服用煩寧一週而得到緩解。她說這個故事很好用。就在那一年，當地有一家藥局打電話到學校，因為她提出一張看似醫師開立的處方（她把處方的藥量從五顆改為五十顆）。校方跟她達成協議：會定期在醫療人員監督下供給她藥品，附帶條件是她不准告訴別人、必須每天來上課、學年結束後立刻去戒毒。

這所學校也多次救過我的命，特別是我十五歲時再次被抓到在校園吸菸後，送我到美國交換一年。我根本不想去。我的班導師仰頭看天，然後看著我。「希區考克，妳**一定要去**。」她又約我父母會談，也是這樣告訴他們。接下來的奇蹟是，我去到美東最先進的私立學校，與一位古典文學老師、一位知名的青少年小說作家，以及他們的兩個孩子同住，而且被附庸風雅的硬核音樂群體無縫吸收。這些孩子對自己和世界都充滿好奇，於是開啟了我探索非法藥品的時期。

我很年輕的時候就開始吸菸，還在墨爾本四處林立的未成年舞廳（blue-light disco），[6]把喝下去的甜葡萄酒（不知道是紅酒還是白蘭地，管他的，反正只要花三塊澳幣）都吐在馬桶裡。但我到此為止了。我的新朋友們最喜歡的毒品是大麻，有好幾年的時間，我身邊有

[5] 譯註：學名為二氮平（diazepam），是一種抗憂鬱症藥物。

[6] 譯註：由澳洲警方設立的舞廳，入內者不限年齡、不使用菸酒或毒品。

一些重度使用大麻者——日夜都拿著水煙壺的粗人——但我從來都不感興趣。我的新朋友們吸大麻的情形各不相同，他們在各種派對上有各個小圈圈，聽著齊柏林飛船（Led Zeppelin）和黑旗樂團（Black Flag）的歌，或閒聊一些好玩的事，也會哈哈大笑。我喜歡大麻：不會嘔吐，也沒有不適反應。那些音樂超級好聽，食物也超級美味，身體的接觸、輕輕的一吻，非常銷魂。

我要搭機返鄉的大約三個月前，有個比較年長的男生（他對民間傳說和致幻劑很感興趣）問我，想不想跟他一起用致幻劑。我確實很想。他認真了，用幾週的時間讓我先做準備。他教我認識「心景」（使用前的情緒狀態）和「場景」（使用的場所）的重要性，也向我保證會用優質的好貨，並且保護我的安全。確實是好貨，他也保護我的安全。他說致幻劑會改變我對世界的看法，讓我極度興奮，讓人生自此不同。可是並沒有。在那裡生活的一年當中，我的腦袋徹底炸開了，那一小張吸飽致幻劑的吸墨紙必須與太多東西競爭。我們整晚都在跳舞、大笑，等到那些無生命的物體停止旋轉和蔓延，我很想睡覺卻睡不著，因此隔天真是累斃了，就只有這樣。我又回到週末吸大麻的生活，直到返回澳洲，之後也和從前一樣，不喜歡跟那些抽水煙壺的粗人鬼混。

※

二〇一七年，澳洲的醫療用品管理局（Therapeutic Goods Administration, TGA）將大麻從「毒性分級」（Poisons Standard）的第九級（禁用物質），重新調整為第八級（管制藥品），實際上是准許醫師為了醫療目的而開立大麻為處方藥。我任職的醫院針對這項變動做了討論，但大家都不知道可以開立大麻來治療什麼，或是獲准以大麻為處方所需要的程序步驟，也不認識實際上可用來作為處方藥物的大麻製劑。我們要在處方箋上寫什麼？**大麻一盎司，有需要時吸食（用捲菸或水煙壺）**？

二〇一八年四月，我開始認真注意此事。為了幫一名病人開立藥用大麻（medicinal cannabis, MC），我需要向醫療用品管理局呈送一份「特別取用方案」（Special Access Scheme）申請書，指定一種特定的大麻製劑，證明有需要使用這項藥品，並載明其他可取得的治療全都試用失敗及其原因，還有治療這名病人的所有醫師都同意試用大麻。如果獲得許可，再來我就需要向維多利亞州的衛生部申請**此案**的許可。如果維多利亞州衛生部核發許可，我就需要請病人簽署同意文件，願意接受頻繁的後續追蹤。此時，我終於可以開立處方，叫病人去他們所選擇的藥局買藥。藥師會（但願如此）訂購藥品（藥用大麻並不在健保藥品補助系統的補助項目內），而病人一個月的使用量花費約為一百五十到三百五十澳元。

當時，我在一家完全由健保給付的繁忙公立醫院開設專科門診，大排長龍的候診病人多半是失業者。我估計，要為一個（付得起費用的）病人開立這種治療方法，我至少要花四小時才能完成文書作業；相較之下，要開出足夠殺死病人加上家屬的鴉片製劑，我頂多用掉三十秒。

不過，從理論上來看，是有可能成為「獲准開立大麻處方的醫師」，並且回避這項行政工作量，所以我這樣進行。我修完一門藥用大麻課程，並針對現有的醫學研究進行一篇主要文獻回顧且做成記錄。最後我按照醫療用品管理局的範本，申請針對七項臨床適應症，開立五種不同的藥用大麻製劑為處方，申請書厚達五十二頁。

為了遞交申請書給醫療用品管理局，我需要一個倫理委員會來評估和核可。我的專科醫學院澳洲皇家內科醫學院（Australasian College of Physicians）拒絕了，正如澳洲皇家全科醫學院（Royal Australian College of General Practitioners）和澳洲與紐西蘭皇家精神醫學院（Royal Australian and New Zealand College of Psychiatrists）也拒絕了我兩位同事提出的申請。他們建議我們去找大學或醫院的倫理委員會。我聽說國立整合醫學研究院（National Institute of Integrative Medicine）（位於維多利亞州的非營利教育機構）有一個倫理委員會，是由願意評估這類申請的醫師和科學家組成的。我聯絡他們——他們很博學、嚴謹又支持——並且寄申請書請他們鑑定。（我通過倫理審查，我的申請資料現在送去醫療用品管理局了。）[7]

※

研究資料顯示，十四歲以上的澳洲人民，有將近三五％曾經使用大麻。澳洲健康與福利研究院（Australian Institute of Health and Welfare）的數據指出，在二〇一六年，二十多歲的成年人中有四分之一、十四歲以上的成年人中有十分之一，最近曾使用大麻。這幾乎不是社會邊緣人的犯罪活動。我認識的人當中，現在或曾經使用大麻的人，比從未使用的人還多。你可能也用過；網飛（Netflix）甚至有一個大麻烹飪節目。

二〇一八年七月，南澳洲的律政部長維琪．查普曼（Vickie Chapman）宣布，南澳洲將要強硬對付持有大麻者：引進徒刑和四倍罰款。她的理由是，二〇一二年有一個青少年遭到另一名青少年

[7] 作者註：本文付梓時，我已得到醫療用品管理局的許可，可以開立藥用大麻為處方。

持槍射殺，後者被驗出有酒精、合成迷幻藥、大麻的陽性反應。針對這個提案，澳洲藥物法例改革基金會（Australian Drug Law Reform Foundation）的艾力克斯．沃達克（Alex Wodak）醫師這樣說：「吸食大麻的人，多半會爬到角落睡覺，或去吃冰淇淋，並不會到處殺人……這根本是亂搞。」

澳洲為了（顯然成效不彰的）藥物供應維安問題所支出的費用，是以降低需求、避免傷害及促進治療為目標的保健與社會服務工作的兩倍。自從一九七〇年代實施禁令以來，非法物質的使用持續增加。我們該怎麼做？要像美國那樣，把日益增加的使用人口監禁起來，造成極重的痛苦，又毫無效果？

澳洲綠黨（Greens）領袖參議員理查．迪納塔萊（Richard Di Natale）是受過訓練的醫師，他曾說：「澳洲現在有幾百萬人做出這個選擇〔把大麻用於娛樂〕，我們面對的問題是：我們要讓它成為比較安全的選項，還是繼續讓他們暴露於嚴重的傷害？」針對大麻的娛樂用途進行立法、規範及課稅，可以疏通刑事司法系統，增加數十億稅收，如此便可贊助教育工作和全面性的物質濫用治療方案。國會預算局（Parliamentary Budget Office）估計，大麻合法化每年將為澳洲經濟產生將近二十億的收益。如果政府想「嚴懲犯罪」，把大麻合法化便可立即摧毀所有大型犯罪集團。

凡是將娛樂用藥物除罪化的國家，都沒有出現毒品使用增加的情形。服藥過量、犯罪事件及相關暴力問題，通常都是藥物禁用而非藥物本身造成的。除罪化已被證明可減少這些問題。

※

在澳洲，可以開立的藥用大麻製劑超過三十種，大部分是油狀物，每種都包含不同比例的四氫大麻酚（delta-9-tetrahydrocannabinol, THC）與大麻二酚（cannabidiol, CBD）。化學家從極度複雜多樣的古老草藥中分離和萃取出這兩種大麻素，而這個古老草藥包含超過四百種化學物質和超過六十種大麻素，四氫大麻酚與大麻二酚是其中含量最豐富的成分。四氫大麻酚是影響精神狀態的主要物質，而大麻二酚會作用在大腦和周邊的大麻素接受器，不會使你覺得很嗨，而是具有精神藥物的效果，例如降低焦慮和精神病。大麻二酚也被用來當作一種強效的抗發炎藥物。

我滿腦子都是這兩種化學成分化身為大藥廠所決定的各種比例製劑，會造成哪些影響和臨床功效。在精美的包裝下，它們與我藥典上的其他藥品很難區別。醫療就是在做這些事：減少與控制，包裝和銷售。這當中有正面價值：精確的劑量，統一調劑以進行臨床試驗。病人若有大麻可以治療的狀況，卻無法自行栽植或從毒販取得，或者對大麻完全無知或「反對使用毒品」，那麼這便是服用藥用大麻最易入口的方式了，從字面上和喻意上來說都是如此。

根據估計，人類使用大麻植株作為食物、纖維及藥物，已有五千到一萬二千年之久，可見大麻是人類最古老的栽培作物之一。植物學家對於大麻的分類尚無定論，但一般認為的兩大亞種就是尋常大麻（Cannabis sativa）和印度大麻（Cannabis indica）。澳洲的各種大麻作物（主要來自非法水耕栽植）多半都是這兩個亞種的混種，通常是極為強效、以印度大麻為主的品種，植株較矮、較為濃密，花苞數量高出許多。據說印度大麻較有鎮定效果，而尋常大麻會引起安樂感並促進腦力。然而，該說法是一種虛構的分野。美國醫學研究員伊桑．拉索（Ethan Russo）是該領域的頂尖學者之一，他說過：

> 觀察到的大麻功效的差別……是由於萜類（terpenoid）成分，這部分很少被檢測分析，潛在消費者得到的資訊就更少了……大部分大麻品系的鎮靜作用可歸因於其中的月桂油烯（myrcene）成分，而高度的檸檬油烯

（limonene）含量（常見於柑橘皮）則會提振心情。

非常遺憾的是，針對大麻的研究隨著禁令施行而暫停。若非如此，身為醫師的我或許就有更多酊劑可用，或是可以取得經過科學驗證的全草製劑。關於哪個成分對何種情況最有效，我們可能會有更清楚的答案。或者得知使用全草製劑是否會因為所謂「隨行效應」（entourage effect）——多種其他化合物可增強四氫大麻酚和大麻二酚的功效——而具有優勢。

各大醫療機構和醫學院素來都靜默無聲，沒有核發四氫大麻酚和大麻二酚的治療許可。他們基本上是謹慎地指出需要有更大型、更嚴謹的標準化試驗（這有點諷刺，因為各大醫療院所的謹慎與沉默，往往成為這類研究的主要阻礙）。澳洲醫學協會（Australian Medical Association）主席托尼．巴通（Tony Bartone）醫師曾表示：「很不幸，這個案例裡的馬車明顯跑在馬的前頭了，因為有相當大量的政治和媒體興趣，要把這項產品推到市場上，而它尚未走完慣常的途徑，包括調劑、給料、後勤保證。」而我對此事的回應是：很不幸，那匹馬在一九七○年代就被射殺了，而馬車上滿載的病人正在受苦，而且無法透過當前可行的治療減輕痛苦。

※

病人會問我能否開立大麻為處方，主要是為了治療慢性疼痛——關節炎、纖維肌痛（fibromyalgia）、骨骼或神經受損。藥用大麻合法化以前，我認識三個不同社交圈的人用黑市買來的大麻二酚止痛。有個朋友說她「透過朋友的朋友，向雪梨那邊的人」取得，她不太清楚那是什麼藥。

國際疼痛研究協會（International Association for the Study of Pain）指出，疼痛是「感官經驗加上情緒經驗」，享樂也可說是如此。一般而言，人類是避痛趨樂的動物。這並不能描述我們身為人類的全貌，但卻是我們生命中主要的激發因子。欣喜、舒適、愛、陶醉、寬慰，都是令人快樂的感受和情緒，我們在能夠的時候就會獲取樂趣：性交、消遣、交談、新衣、美食。

人類**喜愛**使用帶來樂趣的物質，不管是酒精、糖分或非法藥品。享樂的經驗——無論是如何獲得的，而且儘管清教徒式的禁慾天性會趨向相反路線——多半是**美好的**，只要不會導致傷害他人。人生可能很苦、很沉悶、不公平、受不了，我們只能盡力而為。由於不少人願意冒險讓自己感覺愉悅，於是追求愉悅可能帶來負面後果。大部分的人或多或少都打算以幾分的健康或壽命交換愉悅的體驗。

大家都知道飲食過度或吸菸喝酒（根據最新資料，無論量多量少）對身體有害，然而肥胖症的統計數字以及國人普遍流行的吸菸喝酒習慣告訴我們，大部分的人（即使具備知識而明白這些行為的後果）都打算要做那樣的交易。

醫學具有一種嚴格禁慾的傾向。我們把肥胖者和「物質濫用失調症者」視為軟弱和貪婪，而不去看這些人是試圖在沒有提供別種慰藉的世界上勉強過活。我們似乎不知道該怎麼把人類對於愉悅和撫慰的需求與一個事實合併起來：人類會從能夠的地方取得愉悅和撫慰。有一些東西狡猾地閃過了禁令：酒精、菸草、垃圾食物。我身為醫師，獲准減輕你的疼痛，只要執行的方式不會帶給你愉悅。攝取大麻所產生的興奮陶醉感，被列為「不良反應」。

你可能會認為，某種藥品可以減少疼痛**並且**提供某種愉悅，就會被視為良醫可以開立的良藥，畢竟副作用是愉悅的感覺呢！如果你手或腳骨折，我可以用鴉片塞滿你的身體來止痛；而如果你尋求改善的是情緒的痛苦（或者如果鴉片在你裡面引起某種形式的愉悅），你會被視為「裝病騙藥者」（drug seeker）。各式各樣被非法用於娛樂目的的物質，形成極為厚重又日益擴增的藥典，這些都被歸類為澳洲的第九級禁藥，有相當多國民冒著觸法的危險使用它們。由於這些物質的生產和銷售落入非法的地下管道手中，欠缺品質控制也意味著我們很難得知吸食者還冒了哪些風險。

據稱會引發欣喜愉悅感的各種藥物當中，搖頭丸（MDMA，又名「快樂丸」〔ecstasy〕）或許是最著名的。然而，以我這些年在醫院工作的經驗來說，並未看過有病人因為服用搖頭丸而來住院。二〇一七年，有二十個人送醫、三個人身亡，他們都服用了那個週末在墨爾本一帶流通的某種藥物，大多認為是搖頭丸。這個事件有大量新聞報導，多半都宣稱是「超強藥效」造成了傷害。後來有毒理學報告查明這種藥物根本不是搖頭丸，而是含有大致上仍屬未知的新型研究用化學品 NBOMe 和 4-FA，但這項事實顯然沒有新聞價值。研究指出，媒體極少關注處方藥物（鴉片劑除外）或酒精及菸草造成的死亡，卻發瘋似地追逐任何可與安非他命、搖頭丸或海洛因扯上關係的極少數死亡事件。他們無法報導大麻造成死亡，因為大麻劑量過高並不會致死。

維多利亞警方決定，不警告大眾假搖頭丸裡有某些化合物，而是敦促大眾不要使用非法藥物，就這樣，結案。

二〇一八年九月發生一起兩人死亡、多人送醫的事件，他們都是在雪梨的Defqon.1音樂節（Defqon.1 Dance Festival）使用含有不明物質的藥丸或膠囊。新南威爾斯州長格蕾迪絲·貝爾吉格利安（Gladys Berejiklian）在撤回原先要停辦該活動的承諾後，設立一個專家小組來設法使音樂節更安全，但並不考慮進行藥物檢測。「我們不願意讓大家有錯誤的安全感。」貝爾吉格利安這樣說。

二〇一三年曾發生類似事件，造成一名年輕人死亡，時任州長的巴理·歐法瑞爾（Barry O'Farrell）向記者表示：「民眾必須被告知多少次這些東西會害死人？」

如果他所謂「這些東西」是指沒有機會做藥物檢測，他說得還真正確。

※

二〇〇九年，精神科醫師暨醫學教授大衛·納特（David Nutt）被迫辭去英國藥物濫用諮詢委員會（Advisory Council on the Misuse of Drugs）主席的職位，另外五位科學家也在他被解聘時辭去職務。納特遭解聘是由於科學和政府政策之間的衝突，他整理了大量的國際性科學與流行病學數據，得到許多英國政府不想看到的結論，當中最具煽動性的一項就是：比起大麻、迷幻蘑菇（magic mushrooms）、迷幻藥或搖頭丸，酒精和菸草對人體的危害更大。納特敘述了詆毀者常用的「非法理由循環論證」：

以下是我多次與包含政治人物在內的許多人對話的實例：

許多人：「你不能將合法活動的危害與非法活動相比。」

納特教授：「為什麼不行？」

許多人：「因為後者是非法的。」

納特教授：「為什麼它是非法的？」

許多人：「因為它會造成危害。」

納特教授：「要決定它是否該是非法，難道不需要比較其危害嗎？」

許多人：「你不能將合法活動的危害與非法活動相比。」

※

當我還是青少年時，曾引用統計數字跟我爸說大麻毒性低又不會致癮。當時我們坐在餐桌旁，電視臺第九頻道的新聞刺耳地吵嚷著，他剛把那天晚上的第二瓶維多利亞苦啤酒打開。他整個人暴怒。「我不想再聽到一句這種屁話。妳開始吸大麻，後來就會吸海洛因。」嚴謹的研究和上面引述的使用率都已證明，老式的「入門」毒品假說是錯誤的。使用非處方大麻的人，多半是偶一為之，為了社交、開心或「自行服藥治療」。從我年輕時就有另一個都市傳說：毒梟會強行將安非他命注射到別人體內，使人上癮而無可救藥。只需要一劑就會成癮，你**餘生**都會是死忠的客戶。駭人聽聞！（彷彿毒販會免費送人東西。）

雖然「成癮」在一般用語中還是很有威力，但這個簡單的概念已經變得幾乎沒有意義了。連最近再次發行的《精神疾病診斷與統計手冊》，也完全刪除這個詞，改稱「物質使用疾患」。書中條列十一個判斷準則，包括：使用該物質而導致對生活、工作、關係及健康產生負面後果、想停用卻無能為力、有耐受性的跡象（需要更多才會有相同效果），以及戒斷作用。你符合幾項判斷準則，就決定了你濫用物質的嚴重程度。假使藥物法規的執行是某種物質，那麼我們的政治人物就會得到物質濫用疾患的診斷。

特定藥物本身並不會「致癮」或誘發濫用，而是個人的過往歷史、心理狀態、遺傳體質傾向及社會處境，導致了物質濫用。以酒精為例，大部分的人都理解，不同的人與酒精的關係各不相同，並不會以相同的方式使用酒精。某些人晚餐會喝一杯葡萄酒，或者當作開味酒或睡前酒；也有人每週喝一次、每月喝一次，或只在聖誕節喝，或者在星期日望彌撒時喝到酒。有人每天下午一點會連續喝掉兩瓶然後醉倒，因為難以忍受漫長又空洞的下午。也有人從早上醒來喝到晚上閉眼。上述各種使用酒精的方式，都有不同的意義、沉澱物、影響，以及從愉悅到傷害的比例。禁令並不會幫助那些濫用酒精的人，但是社會支持與心理健康支持卻可以。其他所有娛樂藥品也完全一樣，從海洛因到大麻都是。

我認識幾位功能完全正常的專業人士，他們偶爾使用甲基安非他命，卻不會攻擊急診醫師或摳臉上的痘疤。數以千計的病人在手術後按照醫囑服用高劑量鴉片劑幾週，等到骨頭或受傷的內臟癒合就直接停藥。(有意思的是，在美國，鴉片劑處方增加，服用處方鴉片劑過量致死的人數同樣增加；而在英國，鴉片劑處方也有增加，服用過量致死的人數並未增加。)派駐越南的美軍當中，二〇%在行旅中是重度使用鴉片者，這些人有九五%在返抵家鄉後就完全停用了(因而統計數字回到移防之前的五%使用率)。重要的是地點、方式、原因和人，而不在於「東西」；關鍵是來龍去脈的背景，而不是物質。但我們長久以來都把成癮（和憂鬱症）當作傳染病來看待和處理，認為問題就在這個病菌，我們需要除掉它。

幾個月前，我在門診看了一個酒精使用疾患的病人，為他治療的成癮專科醫師提倡的觀念是：成癮最主要是一種大腦疾患。這位病患的全科醫師將他轉介給我，因為他很疲勞又無法清楚思考，而且會失眠。他拿出那位成癮專科醫師開給他治療「成癮大腦」的十種藥品單，那是一份駭人的混合配方，有高劑量的抗精神病藥物、抗憂鬱劑、抗痙攣劑，另外還有三、四種我得查詢的藥物。他的酒精濫用情形究竟多嚴重？他原本每天喝六罐啤酒，衣著整潔，有銀行存款和全職工作；在此之前的幾個月，女友跟他分手，然後他開始喝啤酒。專科醫師沒有問到這件事，也沒有建議他去諮商；這樣做不符合他的治療典範。

經常有人提到加拿大心理學家布魯斯．亞歷山大（Bruce K. Alexander）在一九七〇年代晚期進行的系列研究，這項研究被稱為「老鼠樂園」（Rat Park），質疑了藥物本身有致癮性的理論。研究中顯示，比起圈養在豐富的社交環境、有轉輪和玩具與交配空間的大鼠，圈養在空籠子裡的大鼠所食用的嗎啡溶液會多出十九倍；把這些籠中大鼠遷移到「老鼠樂園」，會使牠們明顯減少嗎啡的消耗量。

有些人的生活比其他人更艱苦許多，包括經濟、教育、生理、情緒各方面。有些人曾經承受難以想像的創傷。我常坐在病人面前聆聽他們的往事，覺得他們能存活下來真是不可思議，很想知道他們每天早上要怎麼起床、穿衣、讓自己走出家門。曾經在生命中遭逢這種痛苦的人，物質濫用（合法或非法）的風險會高出許多，心理健康疾患的風險也是，像是創傷後壓力症、憂鬱症及焦慮症。加拿大精神科醫師暨成癮專科醫師蓋伯·麥特（Gabor Maté）說過，藥物不是問題；藥物是**當事人處理問題的嘗試**。老實說，我們醫療從業人員似乎沒有為這些病人提供有效、可負擔、安全的治療選項。在比利時，現在可以因為「難治型」心理健康疾患（包括憂鬱症）而接受安樂死。

我這輩子都在接受酒精和菸草的相關訓練。我必須自學認識其他的娛樂性用藥，因為從政府官員和媒體得到的大麻、搖頭丸、致幻劑、迷幻磨菇資訊，基本上是不科學、說教式的一派胡言。如果某種物質帶給你愉悅，你會為了盡可能經常擁有它而不惜放棄食物、工作、關係，並且停止參與社會？除非你是生活在一個空籠子（內心世界或外界）。如果你的籠子裡有很多東西，你可能會選擇偶爾沉溺在化學製品的愉悅感裡，然後就會回到遊樂場。如果我們想要減少有問題的藥物使用，就需要使艱難的個人生活變得比較豐富，而不是禁用此藥。這已經有實例證明了：只要病人被開立海洛因或安非他命為處方，同時也得到心理健康、住屋及工作機會等支持。他們沒死，犯罪事件減少，他們有工作可做，他們的孩子回家了。

※

二〇一八年三月，維多利亞州議會提出一份針對藥物法規的調查報告，這項調查為期兩年，主要是調查藥物管理法規和減害工作在維多利亞、澳洲其他地區甚至世界各國的執行狀況，最後得到的報告令人眼睛一亮且內容完善。研究團隊考察各國文獻並走訪世界各地，收到二百三十一份意見書。（其中只有一份來自團體「澳洲無毒品」〔Drug Free Australia〕的意見書，支持以罪犯化為焦點。）該報告指出，在二〇一六年，澳洲十四歲以上的人口有將近八百五十萬（佔四三％）曾使用非法藥物（包括誤用藥品），有將近三百一十萬人（佔一五．六％）在最近十二個月內使用過非法藥物，有二百五十萬人（佔一二．六％）使用過藥品以外的非法藥物。這份報告也提到，將使用藥物者罪犯化是牴觸國際法，尤其是聯合國指導人權的公約；並且，世界衛生組織「已明確呼籲各國停止將藥物使用者罪犯化」。

這份調查報告向議會遞交了五十項建議，第一項建議是「維多利亞州政府的藥物政策應以有效的人道回應為基礎，優先考量健康與安全的後果，並符合聯合國的藥物管理公約」。可以遵循以下原則：政府政策應促進社會安全、有實證基礎、以支持性的客觀態度對待使用藥物者和成癮者、符合成本效益、對於新的觀念和改革能積極回應且抱持開放態度。

維多利亞州政府在五個月後做出回應，而我看到這份由心理衛生部長馬丁．弗利（Martin Foley）所負責的回應時，很納悶是否不小心點錯檔案了。這份回應重申政府已公布的小型行動和政策調整（像是在里奇蒙〔Richmond〕設置一所監督注射室〔supervised injection room〕），並撥用些許經費給社區和矯正中心，還承諾會強硬對付毒販；但沒有提到致力於除罪化或前述報告中建議的降低危害。我向理性黨（Reason Party）領袖菲歐納．派頓（Fiona Patten）提及政府的回應，她是那項調查的主要調查者之一，她說：「這裡面完全沒有回應我們的報告及其建議。」

獨立非營利組織維多利亞毒品減害協會（Harm Reduction Victoria）的贊助計畫DanceWize的專員史黛芬妮．桑內提斯（Stephanie Tzanetis）也認為，政府的回應並沒有直接處理那些建議，她說：「我發現『強硬』一詞出現了六次，但含意偏重於法律和秩序，似乎牴觸了這份報告的主題：健康優先。」

第三項建議（和其餘內容一樣被忽視）是，維多利亞州應設立一個獨立的藥物諮詢單位。桑內提斯指出，這個單位將可限制選舉週期對於藥物政策的影響，因為任何醫療保健政策都應基於實證而非民意的搖擺。反對黨聯盟的選舉承諾之一就是關閉里奇蒙的監督注射室，即使在營運的兩個月當中，已有一百二十名劑量過高而可能致死者在裡面接受治療。顯然它發出了「錯誤信號」，我猜，它要的正確信號應該是「向毒品說不」。

澳洲醫學協會主席托尼·巴通醫師承認：「對藥物使用採取非懲罰性回應的國家，藥物使用的盛行率並沒有出現重大增加，而且減少了藥物使用及尋求醫師治療的相關污名。」

※

幾週前的一場餐會上，一位醫師友人問我最近在寫些什麼。我告訴她，我正在寫的文章是關於大麻和致幻劑這類非法藥物，以及這些藥物現在如何漸漸重新受到研究，並用來治療心理健康問題和諸如疼痛的症狀。她說，這個主題太精采了，真想快一點讀到我的文章。

坐在她身旁的女士不發一語地聽著，以臉上的一抹微笑表示理解，後來才用指甲輕扣餐桌，發出致命的一擊。「沒錯，但是查爾斯・曼森（Charles Manson）的事又怎麼說呢？」

「查爾斯・曼森？」我回答她。

她這樣說明：「我們不能容許那些令人到處**彼此殘殺**的藥物。」

該從何說起呢？我心累了。我知道，再怎麼引述安全和功效的數據、再怎麼提出歷史、科學或研究成果，也無法動搖她的認定：「毒品」會令人瘋狂或嗜血殺人。自從我們投入這場永無止境的反毒大戰，持續不輟的宣傳便有如此強大的威力。

※

二〇一八年初我看到一則消息：以搖頭丸輔助的精神療法作為創傷後壓力症的治癒性療法，第三階段的試驗已經**得到美國食品藥物管理局的核准**。我眼睛為之一亮。創傷後壓力症是一種眾所周知的難治病況，而且病例有增無減。根據澳洲統計局（Australian Bureau of Statistics）的資料，約有六・四％的澳洲成年人有創傷後壓力症。單是在美國，每天就有將近二十名退伍軍人自殺，大部分是無法忍受的創傷後壓力症所導致的。

一九七〇年代，美國總統尼克森（Richard Nixon）下令禁用致幻劑。在此之前，致幻劑在世界各國的精神醫學有眾多研究且廣獲使用，尤其麥角酸二乙胺（LSD）被用來治療憂鬱症、強迫症、思覺失調症、自閉症、臨終焦慮、成癮，顯然成效不錯，儘管沒有隨機對照試驗。在禁令頒布時，已有超過一千篇科學論文發表、超過四萬人參與臨床試驗，連戒酒無名會（Alcoholics Anonymous）的創辦人之一比爾．威爾遜（Bill Wilson）也想使用這項藥品，作為戒酒無名會的一部分治療方案。

一九六〇年代，美軍和英軍曾在部隊試用麥角酸二乙胺。YouTube上隨處可見士兵（本身不知情）被施打麥角酸二乙胺後，試圖按照口令執行操練的影片：這些士兵漸漸停止按照教育班長的指令前進，開始隨便遊蕩、彼此嬉笑，就像頑皮的小孩子一樣。一九七七年，參議院針對中情局主導的人腦控制實驗計畫（MKUltra program）進行調查，揭露出軍方曾在超過一千名士兵身上試用麥角酸二乙胺，並沒有記錄到任何一項長期的有害影響。這些微粒無毒又不會致癮，沒有致死劑量，而且耐受性大致良好。

藥物禁令導致的悲劇之一，就是世界各國數十年來的研究停擺，而下達命令的監管人員一想到這些被抑制和詆毀的物質可能具有醫療價值，就會過敏性休克發作且持續下去。社會大眾數十年來一直被疲勞轟炸，不斷聽著嚴重歪曲的報導和歇斯底里式的「另類事實」，科學的力量並不足以讓他們吸收資訊。

自古以來，薩滿巫師就使用致幻劑物質作為治療方法，也運用在儀式中，而我們的社會卻禁用人類所發現或製造的各種會改變感知、更動心智、擴充思考的藥物（酒精除外）。認為這些藥物至今仍屬非法的基礎論點，似乎在於這項信念：它們有可能不利於人類的心理健康。但看著嚴峻又日益增加的憂鬱症、焦慮症及自殺率，我們有什麼好怕的呢？

最多人研究且經費最充裕的心理治療——認知行為療法——捨內省反思而取行為改變，彷彿我們都得了「心理恐懼症」，很怕自己和別人內心裡的東西，彷彿大家都瀕臨喪失心智或落入迷惘。英國的《影響精神物質法》(Psychoactive Substances Act) 規定，新型藥物和「合法娛樂藥品」[8]（包含尚未發明的品項）都是非法的。要改變自己的頭腦，實在是太危險了。（真希望小時候只要有人對我說：「妳想太多了！」我就可以賺一塊錢。）

無論基於什麼目的，圍繞著致幻劑品的恐懼行動始終極為有效。

[8] 譯註：指的是合成卡西酮類新興藥品（Synthetic Cathinones），其引發的生理效應與安非他命及搖頭丸等毒品類似，因有部分尚未受到各國毒藥品法律所規範管制，可取代不易取得且觸法之興奮類毒品，廣受吸毒者喜愛，在歐洲素有「合法興奮劑」的稱號。

二〇〇八年，荷蘭政府禁止人民使用賽洛西賓蕈類（psilocybin mushrooms），規定農民在十天內清除存貨。據說有一個法國少女託人去一間「聰明藥商店」（smart shop）幫她買「神奇」磨菇，吃下後就從橋上跳下身亡。電視與報紙的報導都引述她母親的話：「她想活，這些藥把她害死了。」含有賽洛西賓蕈類的塊菌仍是合法的，在神奇磨菇退出市場後便填補了空缺，這些塊菌含有同樣會引發精神作用的成分，也有同樣的功效，顯然監管機關和消費者一樣對此事所知甚少。

官方說法是，賽洛西賓蕈類被禁是為了保護易受傷害的人，但既然這個藥品仍可取得且是合法的（雖然菌體的形狀稍微不同），禁用這種磨菇要如何保護任何人呢？這個可憐的女孩子還未成年，透過非法途徑取得藥物，並且獨自服用而產生幻覺；媒體和政府沒有把這個悲劇當作機會教育，讓社會大眾認識致幻劑的安全攝取法（像我在美國時，那些青少年朋友的做法）；沒有人討論自殺防治，或是如何幫助身邊那些痛苦的人。改變法律又保護了誰？

毫無疑問，有些人（因為各種原因）容易罹患精神疾病。他們如果接觸各式各樣的刺激就會精神病發作，這些刺激包括極度的痛苦或創傷、睡眠剝奪、酒精、處方藥物如苯二氮平類（Benzodiazepines）、非處方藥物如抗組織胺劑和咳嗽糖漿，以及像汽油這類的吸入物。重度使用大麻導致精神疾病風險增加，尤其是青少年，過去數十年來的貫時性研究中都有記載。（這種風險很小，而且布里斯托大學〔University of Bristol〕最近有一份研究估計，需要二萬人停止使用大麻，才能預防一個思覺失調症病例。）很有意思的是，有愈來愈多證據指出，大麻的某些成分（尤其是大麻二酚）可能含有抗精神病的特性。目前流通的各種非法大麻製品，大多經過特別育種而含有非常高濃度的四氫大麻酚，且以人工繁殖去除大部分的大麻二酚（讓你花錢得到更多快感）。黑市的勢力是否導致培育出危害更大的品種？強效型非法物質的出現，是禁毒史上很常見的主題，酒精就是一例，而最近黑市上還出現了強效型的類鴉片毒品酚太尼枸櫞酸鹽（fentanyl），世界各國都有多人因劑量過高而喪命。

民俗植物學家暨作家泰瑞司．麥肯南（Terence McKenna）曾說，致幻劑只因為「驚訝致死」的可能性而有危險。有好幾千人曾在臨床試驗中被注射麥角酸二乙胺，沒有任何人的心理健康產生持續的負面影響。（一九六〇年代被歸因於麥角酸二乙胺的精神病發作，現在被認為大多是遭誤診的焦慮症發作。）如果關注脆弱者的心理健康真的是澳洲政府政策的激發因素，或許可以從撥款支持某些像樣的心理健康服務為起步，這樣必能增進心理健康，遠勝於把一堆看似隨機、多半不會形成習慣、低風險又天南地北各不相同的物質，當作關押的理由。聽取政府部門健康顧問與專家小組的建議，也會很有幫助。澳洲正處於心理健康的危機中，使用抗憂鬱劑的人數在經濟合作暨發展組織（OECD）中排名第二。最近一份研究指出，有將近半數的女性據稱有焦慮或憂鬱；目前國內每天約有八個人自殺。禁用這些藥物並不會扼阻心理疾病；將心理疾病歸咎於這些藥物，只是讓我們略去心理社會方面的成因，而這些成因需要更加繁複的解決方法。

大概是從提摩西．李瑞開始的，長久以來，提倡致幻劑療法的人都陷入一種狂熱，因而相信這些藥物可以解決西方社會的所有問題（猖獗的消費主義；欠缺與自身、他人或自然界的連結；存在的痛苦和無意義）。在充斥著各種二元對立（好／壞、強／弱、合法／非法）的描述裡，就含有很有意思的二元論：致幻劑是精神失常的原因／致幻劑可治療精神失常。很可能的情況是，我們的社會正值心理健康危機，尚未準備好採納許多非法物質的全面娛樂用途。但有一件事很清楚：有些物質可能會幫助我們治療不少廣為流行的病痛，而法律和制度卻阻礙研究這些物質，這再怎麼說也是不道德的。

世界各地的大學和醫學院正針對致幻劑輔助治療進行數十種試

驗，這些試驗多半由慈善人士和非營利組織贊助，因為藥廠不會有興趣研發無法獲得專利、有可能治病但每個病人只會使用少數幾次的藥物（而研究那些被第九級禁藥規定列為「毫無醫療用途」之藥物的益處，無法吸引政府的研究資金）。賽洛西賓和麥角酸二乙胺目前的研究，是針對難治型憂鬱症、臨終焦慮和憂鬱、物質使用疾患，其中有些先導試驗呈現出將近八〇%的成功率。搖頭丸和大麻目前正用於創傷後壓力症的研究中。這些試驗多半有一些規程，指定病人和治療師必須在使用藥劑當天以前先會談幾次、於舒適的私密房間裡由一位或多位治療師監督給藥，事後還有一些後續（「綜合」）會談，以檢視用藥經驗和從中得到的任何資料。心理治療師（或指導者或薩滿）會協助當事人在安全中任憑擺布，並在事後幫助當事人整理這段經驗的意義。

伊博格鹼（ibogaine，一種致幻劑類的醫藥植物）自古以來都用於治療成癮。死藤水（ayahuasca，另一種致幻劑類的醫藥植物）數百年來都在宗教儀式中使用，或用來增進心理健康與洞見。一些國家的人民已經可以得到合法（或除罪化）、有時會有醫師開立處方和監督的死藤水治療（西班牙、秘魯、哥斯大黎加、巴西）、伊博格鹼治療（哥斯大黎加、加彭、巴西、瓜地馬拉、墨西哥、加拿大、荷蘭、紐西蘭、南非），以及賽洛西賓治療（巴西、保加利亞、牙買加、荷蘭）。地下（非法）的迷幻治療在那些物質被禁之後始終存在於西方國家，現在愈來愈普及而遍布全世界，包括澳洲在內，由崇尚道德又訓練精良的治療師和自稱（有時很可疑）的郊區薩滿來執行。

不像腫瘤、感染或腎臟結石，憂鬱症、焦慮症、死亡恐懼、慢性「非器質性」疼痛等情感疾患，是主觀的感覺狀態。然而，在過去數十年裡，由於生物精神醫學的興起（以慢性疼痛來說，或許是從笛卡兒以降），情感疾患的治療方法與治療出軌的細胞生長的方法大同小異。醫師和心理學家取得薩滿遺留下來的空缺，而且通常無法充分填補這個位置。設想有個薩滿正攙扶著一位結縭五十年後痛失愛妻的男性，此人接受了五分鐘的診療和抗憂鬱劑的處方，三週後「仍然」因喪妻而哀慟逾恆。這種情形在現代醫療中不算少見，我們應該深感慚愧。通稱為抗憂鬱劑的多種藥物是現代市場行銷的一大奇蹟，一些重大的整合分析顯示，對大多數的病人來說，這些藥品的助益只略多於安慰劑。（席普里阿尼〔Cipriani〕和同僚於二〇一八年在《刺胳針》（The Lancet）上公開發表的整合分析指出，有四〇％的中度到重度憂鬱症病患服用安慰劑會覺得有進步，五〇％服用抗憂鬱劑會覺得有進步，因此真正的藥物療效差不多是一〇％。）

身為臨床醫師（和已開發國家的人民），我只是希望能有某種東西可以減輕一個人的痛苦，無論這個痛苦的起因是化學物質失衡、童年創傷、貧窮、被剝奪公民權、思考模式僵化，或是失去希望。

在大半的執業生涯中，我都認同一種寬鬆形式的心理動力／精神分析治療範式，但我知道許多人負擔不起這種治療，而且未必適用於所有人；此外，要找到有才能的治療師，沒有想像中那麼容易。來自致幻劑心理治療研究的廣泛理論，無論是當代或一九七一年之前的研究，對我而言既合情合理又煞有其事：從神經科學、行為、發展、心理、人道及歷史各方面來看都是如此。

那些經過準備、指導及整合的迷幻旅程，似乎提供了某種事物——更接近於古老的薩滿數百年來有效運用的具人性而整全的儀式。運用治療師和藥物的結合，就是重新聯結心理疾病的心理學理論和生物學理論。

那麼，它們如何起作用呢？答案是，沒有人知道；以藥物治療來說，這種事情比你以為的更常見，而且在那些試圖改變主觀狀態的治療裡是更常有的事。安東尼．柏希斯（Anthony Bossis）副教授是紐約大學為癌症末期病患進行賽洛西賓輔助心理治療試驗的主要研究人員之一，他曾說：

做完〔治療〕的人，會接受生命的週期。我們出生、過活、找尋意義、付出愛、死去，這些都是某個完整又美好的事物的一部分。浮現的主題就是愛，以及超越身體和存在。在腫瘤醫學中，我們頗擅長促進生命，並以化學治療為目標，但我們並不擅長處理關於生命有限的深層情緒痛苦。因此，想看到某個人在六小時內培養出我們都希望用九十年的人生來培養的東西——接納與意義的感受？那是很深邃的。

（任職於格羅寧根〔Groningen〕、斯德靈〔Stirling〕和賓州〔Pennsylvania〕等大學的臨床心理學家詹姆斯．科因〔James Coyne〕教授，是賽洛西賓試驗的批評者，他在回應中提到：「研究者以新世紀〔New Age〕方式描述機轉，不符合慣用的科學標準。」）

麥可．波倫（Michael Pollan）不久前出版了《改變你的心智》（How to Change Your Mind），以參與者—觀察者的身分探索致幻劑療法，他填寫了一份有效問卷——「神秘經驗問卷」（MEQ30）——來確認他的5-甲氧基二甲基色胺（5-methoxy-N,N-dimethyltryptamine, 5-MeO-DMT）致幻劑體驗，算得上是神秘經驗。

結果比剛好及格還多出一分，真是老天有眼！

針對關於心理疾病及困擾的機轉，「慣用的科學敘述」迄今似乎仍無法帶給我們什麼具體成果。慣用的科學理解對於生為人類的現象學經驗，或許是不足夠的。我們才剛起步，正要開始用細密複雜的方式理解人類的意識和知覺能力的經驗。整個大腦由九十兆個細胞所組成，其中哪個部位產生了你是你的感覺呢？有害的主觀感覺狀態，在某個意義上「只是在我們心裡」，或是由我們心裡針對自我和世界所編織的故事構築出來的？醫師要如何治療這些狀況呢？累積十五年的心理治療或許可以奏效，但你不能只跟病人說她並非沒有價值；你不能只跟病人說他長期全身疼痛但身體根本沒問題，也無法說服病人相信並非每個陰影都埋伏著攻擊。於是，現代人的痛苦（數百年來人類一直和各種痛苦奮戰）有很多可能會被視為某種思慮疾患（或固著）。目前的假設是：致幻劑會鬆動先前的設想、信念及防衛，可大大增進心理治療的工作。波倫曾說，致幻劑有助於徹底改變「思想僵化」。

當然，有可能藥物會變成一種效果驚人的安慰劑，具有引人注目的心理影響，並誘發更高的暗示作用，再加上有人在你經歷一段有時很可怕的內在旅程時守護著你的安全（這必然產生某種親密感），而帶來心理治療。當事人懷抱期待接受治療，這些期待往往被治療師增強。如果真是如此，那也很好。基於低風險、非毒性的特性、治療歷時短、看得到的激烈療效，這將會是安慰劑效應（醫療始終在運用的一種效應）的強大運用。

※

在心理治療領域之外，如今使用致幻劑的文化與一九六〇年代的嬉皮反文化已有天壤之別。致幻劑的非醫療運用出現在矽谷等科技與企業重鎮，這些藥物被用作使認知和創意最佳化的工具。這些高效能者用毒品進入幻覺，目的是要想出新的點子、解決問題、讓思考「跳脫框架」，因為毒品讓他們**產值提高**。身兼作家、企業家及當紅播客的提姆·費里斯（Tim Ferriss）說道：「我所認識的億萬富豪都經常使用致幻劑，幾乎無一例外……〔他們〕設法變得極具顛覆性，觀察世界上的問題……並提出全新的問題。」（看來尼克森當初根本不必擔心。）

如果你認命了，反正政府不會為了人民福祉而勵精圖治（除非剛好與大企業的利益一致），那麼眼前明顯的選項就是抽離政治體系或是從外部創造改變，運用自己的資源來開創未來，讓別人生活在其中。這些人和嬉皮人士有所不同，他們發現不必「抽離」也可以自由，財富就會帶來自由。（誰會是火星上的老大呢？）而且，由致幻劑輔助的心理治療和微量用藥（micro-dosing）試驗，大半的慈善捐款都來自科技界。一九六〇年代的反文化聲稱，致幻劑**必然**促進一種神秘的連結感並減少個人主義，而這已是過去的事了。

※

世界各國都在努力研究，想要探查以致幻劑輔助心理治療的效能，澳洲為何遠遠落後？我們的憂鬱症、焦慮症及創傷後壓力症發生率之高，可謂慘不忍睹。我們的臨床醫師、科學家及病患都引頸翹望著能夠參與這項研究。澳洲的非營利致幻劑研究組織「致幻劑的科學與醫學研究」（Psychedelic Research in Science & Medicine, PRISM），從二〇一一年開始實施本地的搖頭丸／創傷後壓力症，以及賽洛西賓／焦慮症和憂鬱症試驗，其中一項研究的許可**或許**正值緩慢進展，但是該機構總裁馬丁．威廉斯（Martin Williams）卻受到監視。目前，在澳洲進行試驗的努力就在體制的大門口暫停了，就算獲准進入體制內，也被那些顯然不願「讓自己捲入爭議」的倫理委員會否決掉。有哪間醫院或大學的倫理委員會夠勇敢？假如有，我們很簡單就能參與國際上針對搖頭丸使用於創傷後壓力症或賽洛西賓使用於臨終焦慮的第三階段試驗。澳洲通常會因為貢獻於尖端研究而自豪。

老年醫學有一個新興的概念，稱為「冒險的尊嚴」，提倡在限制老年人的自由時（像是強迫他們離開家園、把他們關在養護之家），應該強調人身自由勝於人身安全。必須有非常強烈的證據顯示，他們處在立即的危險中，否則就得優先試用別種選項（例如在宅服務）。根據這個論點，就使用「改變心智」的物質而言，容許成年人擁有這種「冒險的尊嚴」，在倫理上是很合理的立場。已有數百萬人使用過，而有一些方法可以容許此事，並明顯增加這種做法的安全性。政府可用一些方式從中增加收入，用來挹注疲弱的社會和保健服務。

不過，我們是否做好準備，要讓澳洲的每一種非法藥物都全面合法化了？我們的約束力時多時少（多半是不足的），缺乏社群關係，社經穩定度變異極大，目前只有極少支持減害工作的社會結構。我們甚至無法遏阻食物濫用造成的傷害，或將之減到最小。關於全球「反毒大戰」，有兩大真相彼此衝突。第一種真相是：政府的角色是保護個人和社會不受到傷害，而藥物有害身心健康，成癮是疾病，使用藥物是道德墮落，禁令可以強制執行，我們應該「向毒品說不」。另一種真相則是：反毒戰爭是一種政府主導的政策，利用大眾的恐懼作為政治人物的沃土，展現他們的堅韌強硬。

「『藥物』本身有害」這種想法是一則童話故事，關乎人類的主體，以及對於毒性的強弱、影響的好壞、容許與否的武斷區分，該想法可溯源自我們的清教徒祖先和對於科學的拒斥。這則童話故事便宜行事地支持各種不同的產業，包括國營和私營產業（警政、軍隊、獄政、製藥公司）。我們卻不假思索地接受，因為我們相信會帶來安逸和安全假象的故事。

減少傷害的概念或可提供一種折衷之計的基礎，邁向合理、逐步的藥物改革。幾乎每個主要的國際健康與人權組織，以及地方性的調查和藥物專家，都發現將藥物使用者罪犯化，正是令傷害最大化的策略。人類會不斷使用藥物，不管是在海濱豪宅或街後窄巷裡。社會上有一些小團體（多半是有工作且生活優渥的人），甚至已將偶爾使用「強效」藥物吸納到他們的文化裡（像是矽谷和其他的專業團體及創意圈會使用致幻藥物），但這種文化吸納是需要時間的，或許令吸納能夠發生的條件並不普遍。監督注射室和藥丸檢測拯救了生命，也從未導致藥物使用增加。有監督的海洛因處方（像是瑞士、德國、英國、荷蘭、加拿大及丹麥的做法）可救人一命，降低犯罪、失業和無家可歸，還會減少人民對海洛因的使用（這一點很有意思）。大麻的使用在我們的社會相當普遍，造成的傷害高度集中於某些人（重度使用的年輕人），所以合法化並以堅實的方案來教育和支持有受害風險的人，乃是明智之舉。盲目的理想主義既會支持禁令，也會支持藥物改革的自由派立場。兩者都忽視了人性（有缺陷瑕疵），以及我們生活在其中的社會（不平等）。

無論我們的社會如何引領藥物改革，使用與研究非法物質的醫療效益，都不該因成見和過時的宣傳而受到阻礙。害怕喪失理智是一回事，轉身拒絕由別人牽你的手、引領你去無法獨自抵達之處所能發現的事物，則是另一回事了。

身心之間

生理與心理
醫療與心身問題
身體的藝術，
生病的那天

生理與心理

在專科住院醫師當中，邁可在臨床上的精明果斷是眾所皆知的：他會把聽診器貼著病人的皮膚，聽到心臟輕聲發出其他人都聽不見的秘密。我剛接受內科訓練的頭幾個星期，他被安排幫我們上一門關於慢性疲勞症候群的專題討論。我還以為那是在開玩笑；我以為那堂課會介紹心臟衰竭或睡眠呼吸中止症，或是別種會導致病人很疲憊的疾病。但是他穿著細條紋長褲走進來，開始講述慢性疲勞症候群。

我不敢相信所見。他不是一位**真正的**醫師嗎？

「沒有人知道這是怎麼回事。」他說。「是免疫系統失調，或自律神經系統失調？還是情緒未能表達的症狀？」

我從他的臉孔找尋蛛絲馬跡：他錯亂了嗎？

他和我的目光交會。「必須有人照顧這些病人。」

過了幾個星期，戴著深色墨鏡的蒼白女士珍妮，被父母親送來急診處，她自稱因為慢性疲勞症候群而導致急性腎上腺機能不足。她告訴檢傷護理師，如果沒有立刻用靜脈注射高劑量的氫化皮質酮，她將性命不保。護理師正猶豫著，病人開始全身癱軟。「**我快不行了。**」她喊著。「**我快不行了。**」她的父母親都歇斯底里了。護理師立刻呼叫，把她送去急救室。她的血壓偏低（但還夠注入大腦），心率微微升高（但還足以有效輸送血液）。儘管血液動力學情況穩定，也沒有確實的腎上腺機能不足臨床徵兆，但基於她的痛苦和授權，醫療團隊純粹是在焦慮下使用了她所要求的藥物——任何醫師都會這樣做，因為萬一她真的有需要卻得不到，後果不堪設想，而且單一劑量的副作用微乎其微。他們緊急進行注射，當液體緩緩滴入她的血管，大家才鎮定下來。加護專科醫師為病人做檢查並核對結果，提出的假設是或許她並不會真的「不行了」。他叫我讓珍妮住院，幫忙瞭解到底是什麼情況。

珍妮堅持她的病房必須完全黑暗，病床要完全平放，任何噪音都可能引發她的症狀：頭痛、全身激動彷彿觸電、痲痺、看不見、腦霧、皮膚疼痛、胃抽筋，或「不行了」。她母親打開珍妮的藥包，把裡面的東西倒在床頭桌上，共有二十五個瓶罐，包括由三位醫師分別開立的三瓶氫化皮質酮。我向珍妮詢問她的病歷細節，她大嘆了一口氣，然後頭也沒回就遞給我一份四十頁的「病中日記」。我走出病房，打電話給邁可。

之後的幾天，我懷疑我們是否被時光隧道送回佛洛伊德的維也納了。「我們要確認，」邁可對我說：「這並不是典型的疲勞症病人。」

珍妮的下腹部變成她痛苦的焦點。我請實習醫師從澳洲各地的專科醫師和醫院調出病歷，以免重複檢查。珍妮做過胃鏡、大腸鏡、切片、掃描，連下腹部也曾開刀檢查。每個部位的外觀和功能都與健康的器官一樣，但珍妮的感覺並非如此。她的父母愈來愈焦慮不安了：我們打算怎麼處理她的疼痛？我們什麼時候才要幫她掃描、做內視鏡、給她單株抗體？她不是需要動手術嗎？

珍妮前一次住院到最後，院方表示要讓她住進精神科病房，治療嚴重的身體型疾患（somatization disorder），也就是在妄想中認定身體有病。我們的精神科醫師也認同，他們跟珍妮鬧得很不愉快：是這樣，沒錯；不對，不是這樣。道德禮教扭曲了整個病房：「**她需要好好被修理一頓。**」一名護理師這樣說。

我從未認真考慮過，如何用符合倫理又具人性的方式，來回應這種用醫療處理「非醫學問題」的要求。這個狀況很常見，珍妮只是極端的例子。例如，有一位六十八歲的女士自從丈夫過世後，胸部就有一種劇烈且會打斷睡眠的燒灼感；另有一位年輕男性腿部痲痺、嘴唇顫抖。他們各自找過好幾位專科醫師，所有的檢查結果都正常，但病人的**身體**感覺到真實的症狀。我要叫他們放心回家嗎？明知病人不會接受，仍為他推薦精神科醫師嗎？我們很容易會劃一條線，把自己的理解一分為二：都是身體問題（但我們不知道哪裡出問題），或者都是心理問題（但你仍未接受）。如果相信糖丸——或相信你的醫師——可以降低你的血壓和心率，或讓你的大腦產生更多多巴胺，當文字可以改變生理學，那麼這條著名的線一定會像銀河：浩瀚四散又到處蔓延。有哪本書可以成為銜接號稱內科聖經的《哈理遜內科學》（*Harrison's Principles of Internal Medicine*）和最新版《精神疾病診斷與統計手冊》的橋樑呢？

「我知道，妳覺得自己的身體有某個很嚴重的問題。」邁可把手放在珍妮的前臂上，壓了一下。「我**相信**妳。但妳得相信我：我們檢查過了，都找不到問題。」她轉頭看他，這是我第一次在燈光下看到她的雙眼，那種蒼白至極的藍色。「我會擔心，如果繼續找下去，會令妳受到真正的傷害。」

珍妮閉上雙眼，往後靠在枕頭上。「我了解。」

邁可又壓一下她的手臂。「我們還有一些事得做，我的朋友。」他說。

醫療與心身問題

最近我得做一份關於「什麼原因導致生病」的報告。為了思考這個問題，我的腦袋都快爆炸了。重點比較像是：「什麼東西**不會**害人生病？」

我任職的大型市中心醫院總是人滿為患。有些人起身倒水喝就傷到髖關節，於是住進骨科病房。精神科病房則住滿了瀕臨自殺的人，以及持續有魔音傳腦的幻聽病人。心導管室充斥著心臟病發作的患者；燒燙傷中心經常會有一兩個把整桶汽油倒在自己頭上、然後劃下火柴的人。我們收治虛弱和年老的人、酗酒或服藥過量的人。腦死之人的器官被摘下，縫合到生病的人身上；一堆人擠在急診處，因為器官逐漸無法發揮功用。是什麼原因令他們生病？疾病到底是什麼？

除了照顧住院病人，我也在醫院看三個民眾門診。一個是針對多重健康問題的病人，多半是老年人，另一個是針對病態肥胖的人，第三個則是疲勞症門診。

醫師的任務基本上就是治療和保護生病與陷入危險的身體器官——那些美麗、精緻又忠實可靠的器官，多半是默默地執行抽送、擠壓及新陳代謝，使我們能夠活下去。對於生病的器官，醫師，你只要做一些治療，就可以回家了，這能有多難？但醫師坐在診療椅上，面對的並不是腎臟和心臟，而是複雜、有衝突又不完美的受苦之人，他們帶著特有的過往歷史、各種需求、文化背景，以及對於疾病和健康的認知。

活著有其難處。即使是那些相對富裕、擁有一切生理所需之人，活著就得償還一種存在的債務。我們懷抱自己終有一死的認知活著。我們遭受難以承擔的損失，在各個層面受到傷害。而且因為我們活著，就會做一些傷害身體並造成生病的事。我有病人因肺部疾病而呼吸困難，他們表示自己無法戒菸，因為香菸是他們唯一的朋友。我們吸菸喝酒、飲食無度；我們從事各種危險活動，用生命的某部分來換取一些帶來愉悅或讓日子比較好過的東西。

有一位專科住院醫師跟我說，她的博士研究是專攻大鼠的食慾，她認為結論也適用於人類。「大鼠的大腦跟人類的幾乎一模一樣！」

我把整個病房掃視了一遍。在醫學研究中，我們就是大鼠，就是機器人，就是外面包裹著皮膚的一堆器官。我們沒有心智，沒有潛意識。我們沒有夢想、希望或存在的痛苦。

但我們不只是外面包裹著皮膚的器官，不只是籠中的大鼠。我們有龐大的精神生活——意識和潛意識。每個人都以獨特的方式承受疾病。對每個人而言，痛苦有不同的意義和表現。來看疲勞症門診的病人，多半都找過非常多醫師了，身體的各部位都受過探測、觀察及掃描。他們曾經拔罐、扎針、斷食，以及灌注對身體有害的超劑量維生素。他們會疼痛、疲倦、痲痺、下不了床。他們因為生病而放棄夢想。但他們並不是「臨床上的憂鬱症」，他們的器官也都完好無損、未受破壞。

「但是，醫師，我的身體有問題，而大家都找不出是什麼問題。」專科醫師的門診中，有三〇%到五〇%的病人，其症狀並無器質性的原因。也就是說，他們的病源是心身性的，「問題出在他們的腦中」。在醫學上，我們把這些無法解釋的虛弱症狀稱為「功能性」；我們會說，這個病人有「功能性」疾患。

不幸的是，在醫學上、在理論上、在通俗文化和整體社會上，我們都把心理或心靈與身體切分開來，然後把心靈的部分扔掉。所以如果你病了，害你有這種感覺的原因，一定是在某個地方——某個病菌、某種不耐症、某些毒素、某個腐爛的腫塊——於是你去求醫，醫師為你掃描、抽樣檢查、化驗分析，卻沒有任何發現，然後你的症狀會被標示為「功能性」，他們就叫你回家去。許多嚴重的失能、疾病及生命枯槁，得不到治療或遭受粗暴的對待，是因為每個人——除了日漸式微的精神分析圈子——都放棄了一種理解方式：人類不只是機器人、不只是動物、不只是基因加上蛋白質和水。

現代精神醫學把人類精神生活的奧妙，簡化成大腦這個糊狀物，因為治療大腦這個器官會享有盛譽。找出身體出什麼問題會得到聲望，因為心靈已經被丟進垃圾箱了。在醫療範疇之內與之外，我們都已失去這樣的理解：人類是一種複雜、被語言約束的動物，結合了意識與潛意識，而身體的痛苦可能具有無法以驗血來詮釋的意義和作用。我們把這些疾病稱為「功能性」，卻不再探問它們對病人可能會有什麼「功能」。

有一種流行病，無以名之也看不見，又沒辦法治療，因為我們失去了做這些事所需要的語言。所以我們沒有能力幫助這些人。於是，我們把一種比安慰劑好不了多少的抗憂鬱劑發出去。我們讓自己簡化成實驗室的大鼠。但請別歸咎於醫師（儘管歸咎顯然是一種趣味活動），因為病人不想要精神分析師，只想要生理的診斷和藥丸。請別怪罪醫療，因為是我們全體判定夢境是破瓦殘礫、「腦中」引發的症狀只是捏造的、疾病必然由某種東西造成。

身體的藝術

我進醫學院讀書時，醫院圖書館收藏著一批瓶罐和透明壓克力箱，裡面裝著防腐保存的活體異常組織：腫脹得圓滾滾的巨大腎臟、帶有一道腐爛的肺部、長著腫瘤的卵巢脂肪。這些瓶罐整齊排列在最上層的架子上，我常在那些走道閒晃，很著迷。有一個瓶罐裝了一個極小的胎兒，全身蜷縮，像是紫白相間的拳頭，牙齒、皮膚、毛髮到處亂長，一團混亂。起初我經過時會把目光移開，之後我讀到胚樣畸胎瘤——顯然那個小東西是腫瘤而非胎兒——我就會把它拿下來仔細端詳，幾乎無法相信我有權盯著它看。

我在溼實驗室（wet lab）[1]也有這種感覺，那是個鋼襯的房間，巨大的甲醛缸裡泡著已經支解的身體部位。我們會拿出一隻手臂、一條腿、一個連著脖子的身軀——都是灰白色且溼淋淋的——然後扔到

[1] 譯註：所謂的「溼實驗室」，指的就是實驗桌上羅列著試管、培養皿、瓶瓶罐罐，以及各種儀器設備；換言之，就是大家傳統上認知的、實際有反應及現象在眼前發生的實驗室。而相對於「溼實驗室」的「乾實驗室」，就是沒有實際的反應在水溶液中進行，也看不到裝著五顏六色液體的瓶瓶罐罐，所有的想法和分析都在紙、筆、黑板、電腦及人腦之間穿梭完成。

鋼製手推車上。我們把肌腱又戳又拉，學習肌肉的名稱和附著點，順著大血管，沿著緊連主動脈之心臟的血管分布，用手指摸過一遍。

我們的解剖病理學老師脾氣很差、很可怕，經常對我們的極度無知，厭惡不屑到火冒三丈的地步。我只記得他的一次上課內容。他站在巨幅投影螢幕的下方，螢幕上是腎臟病的顯微切片，他指出異常的細胞，然後轉頭看著我們，用一種絕望的語氣說：「這不就是最美麗的東西嗎？我曾經想攻讀藝術，後來卻學醫，現在接觸的是這個。」他舉起手臂指著這個腎臟。「這是我的工作。我每天都注視著這些在美學上賞心悅目的圖象，進行詮釋。這事實上是同一件事。」

他找到一種方式來接受自己的人生抉擇，我為他高興。那些粉紅色、紫色及藍色的小點和花邊，確實很漂亮。但我很確定，把人類生理的不幸按照規矩切成薄片、使之凝結、加以染色，以便達成診斷的目的，並不是藝術。

最近我在聽一場關於皮膚免疫功能障礙的演講時，就想起這位老師。演講的醫師播放的投影片有免疫螢光染色法的標記，看得到幾百個放大的亮點，異常細胞會發出綠光，其餘細胞則維持漆黑，而綠色細胞的具體形態便決定診斷結果。這些投影片有點像北極光的照片。接受醫學訓練的過程中，你會日益擅長辨認哪些資訊一定得背熟、哪些需要約略記得、哪些可以漸漸淡忘。「微光閃現，繼而復歸黑夜。」這是貝克特（Beckett）的名句。我坐在椅子上，思索自己這輩子是否會看到北極光，而疾病的分類不知漂到何方了。

我是真的讀過幾年的藝術史，發現自己在這方面並不在行，所以我和那位病理學家的遺憾是相反的。我年輕時曾住在艾克里（Arkley）風格的郊區，我永遠無法完全清除那段時期塑造出的審美觀，在那裡最高的藝術形式只有價值十二澳幣、在陽光廣場（Sunshine Plaza）現場作畫的中國山水畫，以及我父親所射殺、填充處理然後掛在牆上的動物。

最早時，動物被達爾文和班克斯（Banks）等人防腐保存，是以科學為目的，是為了分類整理。後來，動物變成貴族人士財富和權力的象徵，接著布爾喬亞跟進，之後下層階級也跟進。過去數十年來，美術館欣然接受這種形式：動物，以及在醫院和濕實驗室外面最接近人類標本的東西。在美術館裡，人類遺骸被防腐保存、重新製作、架高起來。我們的身體被編織到夢想裡，動物身體被填塞了滿滿的想法。每隔五年，英國藝術家馬克．奎恩（Marc Quinn）都會拿自己九品脫的冷凍血液，雕塑一座自己的半身像。達米恩．赫斯特（Damien Hirst）製作的鯊魚，就懸浮在巨型的甲醛缸裡，名為《生者對死者無動於衷》（*The Physical Impossibility of Death in the Mind of Someone Living*）。墨爾本藝術家茱莉亞・德維爾（Julia deVille）的山羊寶寶包覆著一層珍珠殼，端坐在銀質淺盤上。我們活得混亂又痛苦，且正在步向死亡。

荷伯特（Hobart）的新舊藝術博物館（MONA）裡面，滿是真實和想像的人體。上個月我帶兩個年幼的女兒去參觀，其中的兩項展覽品是我最想讓她們看的：便便機（溫・德維爾〔Wim Delvoye〕的《專業製糞機》〔*Cloaca Professional*〕），以及掛著一百五十一個精美的陰道雕塑的牆面（葛雷格・泰勒〔Greg Taylor〕的《屄……以及別種交談》〔*Cunts…and Other Conversations*〕）。這兩個作品對人體所做的闡述，更勝於任何教科書。我想讓她們看到，要有巨大又惡臭的機器，才能在你小小的肚子裡執行最基本的任務。而我們強烈要求她們藏好、洗乾淨、不要太常碰觸的部位，既非完全相同，更非醜惡或可憎的。

讀醫學院時恪守本分背誦的人體解剖學和生理學，有某些無可否認的事實。然後還有活生生的身體、想像中的身體，於是事實近乎無關緊要了。我病房裡的一位美女認為胃裡的食物是種侵略；有一個足球隊員被針扎到就昏厥了。治療幻肢痛最有效的方法之一，就是立一面鏡子，反照出在失去手或腳的地方有著完好無損的肢體。帶著想像中的身體、藉由這個身體、在這個身體裡，活出稍縱即逝的生命：科學並不會述說這樣的故事。

我有一個舊箱子，裡面裝著一副慢慢碎裂的骸骨，這是好幾年前一位退休醫師的贈禮，他認為醫學生還是必須逐一熟記人體的二〇六支鞏固皮肉的骨頭。我把箱子拿下來，思考著是否應該把這些骸骨展示出來。我可以把它們串在一起，做成像鬼怪一樣的東西。我的一個女兒驚恐地問我：「那是個**真人**嗎？」我看著那堆亂七八糟的黃色易碎棒狀物。是，也不是。

生病的那天

我有一次使用跑步機時滑了一跤，那是八年前的事了，但我還清楚記得當時右腳沒有跟上跑帶而是向後滑，覺得很痛苦。我用手掌撐住，小腿和膝蓋落在持續以時速十二公里轉動的橡膠皮帶上，皮膚也被剝掉了。我倒在一旁，審視著猛烈出血的情形，還有不久就會轉成深紫色的紅色斑塊。我哭了，不是因為疼痛，而是因為生氣：氣這台機器、氣自己的跨步方式、氣我的隊友，但最氣的是我不能繼續跑了。隔天早上我站在游泳池旁，雙腿被繃帶固定住，我問教練：如果讓我下水，我的皮膚傷口是否會害隊友有感染的風險。我的水道裡有一個人抬起頭說：「真希望我有那樣的傷口，就可以有理由休息一個星期不做訓練了。」我們不是職業運動員，而是參與自願（雖然有點瘋狂）的活動（鐵人訓練）。如果不出席，也沒有人會管你。他需要遞病假單給誰呢？

上星期我感冒鼻塞，就想起這個人。你知道感冒是如何駕到的：起先是喉嚨發癢，然後吞嚥時有痛感，頸部淋巴結腫得像成熟的李子一樣大。從早到晚，病毒持續擴大破壞。頭很重，四肢痠痛，耳朵塞住，鼻涕流個不停。那個星期我體驗了每一步，心想：**好喔**，我很久沒有一連三天穿睡袍賴在床上喝甜味茶了。我回到家，打了幾通電話，吞下兩顆撲熱息痛（paracetamol），[2] 拿起一本小說。

隔天早上我躺在床上，想到只要冰箱還有牛奶、廚櫃裡有止痛藥、有找到人幫我去學校接女兒，我也會樂於用一些時間生這場病。我想：**假使我沒有不慎吸入空氣中某種不知名的病毒，我就會去做某些事，但我為何要去做那些事呢？**當然，人都需要錢，對大部分的人來說，這代表必須工作。但世界上還有許多激發我們行動的驅力。有些國家為全體公民提供保障所得，人民並不會停止工作、整天躺在床上。除了以足夠的工作確保基本物質需求得到滿足，還有一大堆想像中的東西在激發我們去工作。那天晚上我看了一段影片，主角是美國單口相聲藝人黃艾莉（Ali Wong），她挺著好幾個月的孕肚，在節目裡說道：「我認為女性主義是女人最不幸的遭遇。以前女人的工作就是**不必工作**。」我狂笑到差一點噎到。

我聽過一種說法：酗酒不是因為喝酒會帶來愉悅、狂放或

[2] 譯註：類似普拿疼的止痛退燒藥。

不省人事，而是因為隔天會覺得憂鬱，也就是強制關機。一場短期且不會危及生命的疾病，使我們有機會暫停、反思、評價自己都在做些什麼事、懷疑為什麼要這樣。摔出跑步機、受傷倒地的你，看到跑步機無盡轉動時，會覺得驚恐還是抱著渴望？

運動員往往會跟教練有濃烈又複雜的關係。沒有什麼像愛那樣能有效激發努力的練習。但是，教練是夢幻人物也是有血有肉的人，會鞭策也會卸下責任。我現在沒有教練了，如果我跑步時跌倒，事發地點會是在公園裡，而且我會先等皮膚癒合後，才讓它浸泡在加了氯的泳池中，或全身飆汗、愚蠢地向無感的觀眾展現我的全力投入。

生病也有好處：休假在家、最愛的人現身、金錢的賠償、身分認同的鞏固、同情、關注——族繁不及備載。在醫療中，這些好處被稱為「附帶收穫」（secondary gain）。有時候，疾病只會有附帶收穫。有些人裝病，就是為了獲得這些好處。有時他們藉著某種內心的把戲，確實感覺到疾病的症狀，儘管身體完全沒問題，而且功能應該很正常。只要強逼自己（或讓自己被逼）夠久也夠用力——缺乏反思及其他排解方法——臥病在床會感覺很幸福，一想到要下床就好像很可怕，於是你可能會無法把自己拖下床。有時生病可能是你唯一的逃避方法。

我看過一個年輕人，幾個月以來一直覺得很疲憊，他的全科醫師遍尋不著原因，就叫他來看我的門診。我先翻閱他以前的就醫記錄，然後才請他進來。他是個退休的賽跑選手，幾年前因為出現很不尋常的症狀而接受密集的檢查：每次賽跑，當他穿越終點線時（他經常勝出），就會全身發冷、昏迷倒地。醫療所能提供的每一種心臟、呼吸、神經學檢測，他全都做過了，結果也符合每個人所看到的情況：他的狀況非常好，彷彿是個一級方程式賽跑機器。專科醫師都被考倒了。有可能他（非常與眾不同）超越了自己的生理極限而沒有停下來，也可能昏迷倒地是心理壓力造成的，是心理在作怪，一種內心的無言抗議，要表達這個賽跑令他無法忍受。雖然找不出病理原因，但其中一位心臟科醫師的來信中建議他停止賽跑，因為會有頭部嚴重受傷的危險。我便請他這樣做。我問他，賽跑生涯最後是怎麼結束的，他聳聳肩。沒什麼，他不是很在乎。他父親就是他的教練，也不怎麼在乎了。

醫師在病房

績效檢查
勿傷身體
學生樂透
偏鄉地區的醫師問題
地區醫院的工作
溝通不良
眼見為憑
愛、恐懼與階級制
我在害怕什麼？
最重大的決定

績效檢查

聖誕節一早，我走在空無一人的街道上，要去信箱領取那幾個星期的郵件。那是我剛成為合格專科醫師的第一年，我在一間大型市立醫院工作，當天沒有值班，也不必負責照顧任何病房裡的任何一個病人。那時我覺得非常輕鬆自在，可能一邊哼著走調的聖誕詩歌。第一年是最費力的：白天會焦慮得瞇起眼睛，半夜會被電話吵得心臟幾乎要跳出來。但那天我休假，只有一項任務在身：熬煮一個蘭姆酒布丁。我掃視那些信封，成堆的信件裡有一封來自醫學委員會，標示為**重要機密**。或許我忘了繳交入會費吧。我打開信封，揮別了這個好天氣可能帶給我的平靜、快樂或布丁。

醫學委員會收到一個病人的母親對我的投訴，他們把投訴函也附上了：整整三頁歇斯底里式的指控，說我虐待她二十二歲的兒子。他們建議我先跟我的醫療辯護組織聯絡，再提出我的回應，然後會有一個專案小組審閱我的回應，決定是否要採取什麼行動。我神情漠然地走回家，關上書房的門，把臉埋進椅墊，以免驚動家人。走過這些年的苦讀、擔心和犧牲，現在我要被解僱了，要被除名了。等到我覺得有辦法開口講話時，我打電話給亦師亦友的邁可，他是位六十多歲的內科醫師。接著我打電話給醫院的律師，再打給我的上司，然後打給我最好的朋友。每個人都叫我別擔心。

有人說，「冒名頂替症候群」（impostor syndrome，認定自己有目前的地位是弄錯了，最終必被發現）在女性當中比較常發生。內科醫師幾乎偶爾都有這種感覺。你一旦在生涯起步時努力過關斬將，就沒有明確的方法可測量自己的稱職程度，也絕對沒有方法能明白所有事情、從不錯失任何事情、永遠不犯錯。你要如何評定自己呢？用治癒率嗎？現代大部分的疾病——慢性、非傳染性、涉及生活型態——都不是可以治癒的。你的致死率？要結束某個人的生命其實滿難的，每個人都會遇上非常偶發的千鈞一髮時刻。對待病人的態度？該由誰來評定呢？

若不考慮自我見解，確保醫師持續稱職對社會顯然是件重要的事。世界各國的政府、保險公司、學會、專科醫學會，都會使用各種不同的評量工具。這些工具就像任何績效指標一樣，狹隘地將臨床工作界定為一些可測量且有最小公分母的動作。為了應付測驗而教學（和工作），並非難事。但如果那是我們所能盡的最大努力，並且那些指標可保護病人的安全，那麼我認為還算可以接受。

醫師的評量也可透過病患的民調來進行，結果各不相同。在美國所得到的結果是，有些得分最高的醫師會廣發鴉片製劑和苯二氮平類藥物，好像在派對上發小禮物一樣。有些研究顯示，許多全科醫師不喜歡討論病人的體重——即使體重正是病因——以免觸怒病人。這會不會是因為現在可以搜尋到一些網站，讓人貼出對醫師的評論，就像幫餐廳打分數一樣？

不久前，我有個朋友很烏龍地被列入「肯定會」讓你拿到殘障福利金的醫師名單中。等到一堆病人帶著填好的社會福利聯絡中心（Centrelink）表格蜂擁而至，他才知道有這回事。假使他很看重評比，會有什麼結果呢？假使他的工作取決於那些評比，又會如何？

儘管有那麼多反對意見，醫療的消費者模式已然是場災難。如果你知道自己想要什麼，並且願意為此付費，那麼你該去找經銷商。病人不是消費者、顧客或客戶。醫病之間是一種關係，而非一種服務。全民醫療保險的美妙在於讓醫療交易保有純粹的倫理性。有誰會用錢去買堅韌的愛呢？

那次的投訴令我震驚加上羞愧。我知道那名母親的聲稱並非事實，而且是為了報復，但那些說法擊中了我最欠缺安全感的點。我或許不經意地虐待了那個年輕人，遺漏了什麼事，傷害了他。

我與這個病人和他的母親見過四次面。他們在幾年內看過許多醫師，也一直持續在看病。這個年輕人從小就因為一些症狀而接受檢查，這些症狀始終被認定為「不合常理」、「不可思議」或「器質性不明」，最後也這樣確診。他接受過一次又一次的檢查。起初我也想幫他檢查，但後來我請一位資深的醫師為他複審。我們最後一次見面時，他終於開始看心理師和個人教練，也登記入讀大學。不久後他母親寄電子郵件給我，要求我聲明他終身無法工作。我早期的病歷記錄寫著：「病人的母親：代理型孟喬森症候群（Munchausen syndrome by proxy）？」[1]

身為醫師，必須保有能力和權利，可以拒絕病人或他們所愛之人的要求，或是拒絕付薪水給你的單位的要求。要能如此，就必須抑制自己的焦慮感，只謀求病人的最大利益，如同小說家那樣看待評論（也就是，注意寫評論的人是誰），然後信任醫學委員會、同儕及自己擔心遺漏而做的四重核對，可讓你立於不會遺憾的安全之地。

[1] 譯註：照顧者捏造或誘發被照顧者的身心疾病，通常是母親對子女，這是一種最複雜也最致命的的虐待形式。

當我像警察那樣再三檢閱自己所做的記錄時，我的驚恐和慚愧漸漸轉為義憤填膺，然後又為這對母子感到深深的悲哀。他們會讓受委屈的一方閱讀你的回覆，那是最後的臨床介入。我想這樣寫：「**敬覆，悉聽尊便。**」在說明自己無罪的定稿中，我溫和卻毫不含糊地總結此案。「我很遺憾，」我這樣寫著：「也真心希望你找到能幫你的人。」

勿傷身體

幾週前，我殺死了一個病人。這個病人並不是我巡房時會遇到幾次的病人，不是那種處於緊急情況、身體狀況全都不對勁的病人。當我還是專科住院醫師時，就認識金木這個病人了。

我們是在門診處相遇的，他八十多歲了，身材高壯，滿頭白髮修剪整齊。他的脊椎有嚴重的骨關節炎，已經侵犯到頸骨，造成頭部向下彎曲。他走路時拿著光滑的木製手杖。以前他常去的社區診所前不久關診了，所以安排他來醫院就診。

他的情況如何？還不錯。有什麼要提出的嗎？沒有。我聽了他的心臟和肺部。「那麼，」我說：「你平時都做些什麼？」

他稍微移動座位。「喔，我有幾個工作。」

「是什麼工作呢？」

他必須把頭偏一邊、將兩眼轉過來，才能與我四目交接。他短暫地第一次這麼做。「妳沒時間聽吧。」

「我今天要慢慢來。請說給我聽吧。」

他派發廣告小冊也做居家清潔，當作運動。他以前當過專業花藝師，現在做乾燥花束。「妳看，把我指甲都弄髒了。」

他開始敘述往事，後來幾年我們碰面時，他就繼續講述這個故事。四十幾歲時，他被交往多年的男友傷得很重，始終無法完全復原，就像有些人一樣。

「妳看妳，」他邊擦乾雙眼、邊以略帶英式娘娘腔的口吻說著：「就坐在這裡，幫我做精神分析。妳實在很……**把握當下**。」

他都叫我「親愛的」或「小可人」。當他有約診時，假如我沒有在門診排班，護理師會打電話給我，我就可以從病房跑過去跟他打招呼。去年聖誕節，他用聖誕紅和莓果做了一個花束送給我家。所以當我看到他的名字出現在過夜治療的名單上時，我就說：「把他交給我吧。」

我和專科住院醫師及實習醫師一起走進急診處，金木正在等候病床。他床位周圍的簾子都拉上了，我探頭進去，看到他站著、低下頭，正設法解小便在瓶子裡。我們在外面等。「真該死。」他咒罵著。他從布簾下面看到我們整排的鞋子，便說：「沒關係，進來吧。」他把頭偏到一邊，看到我了。「喔，親愛的，看到是妳，我就放心了。」他哭了出來。「實在是太慘了。」他說。一手抓緊醫院發的睡衣，另一手拿著空瓶子。「我沒辦法解小便，而且……」——他壓低音量——「剛才我**弄髒了**自己。好丟臉。」

我走過去，擁抱他。他把頭靠在我肩膀上。「別擔心，我們會照顧你。」

他的腳跟有很嚴重的潰爛，需要用抗生素；小腿的深部血管有血栓，我不是很確定要怎麼處理。我查了醫學指南，打電話給一位同事：用抗凝血劑，六個星期。

他慢慢在進步。他開始在乾爽的白色病床上會客後的第一個早上，我走進病房，看到他臉色蒼白，雙手像大理石一樣冰冷。他說他很害怕，很怕有哪裡不對勁。他的血壓往下掉。我在腦中快速翻查鑑別診斷教材。我把手掌放在他冰涼的額頭上，跟他說會沒事的。我發出呼叫碼，加護團隊來了，我們十個人圍著他，把他插滿靜脈注射，又抽血檢查，也幫他輸液。我壓住他的下腹部時，他發出呻吟，我擔心得全身發冷。外科醫師來了，推他去掃描。我站在襯鋼板的被服室裡，閉著雙眼，用手抵著牆壁。

他直接流了好幾公升的血進到背部的一條大肌肉裡：由於我的抗凝血劑治療，有一條小動脈血管壁的脆弱點產生拮抗。他們給他鎮靜劑然後插管，設法堵住這條動脈，把他從胸骨剖開到恥骨，幫他輸血，給他大量強心劑，幫他過濾血液。

我去加護病房探望他，他老邁碩大的身軀整個攤開在金屬床上，被劃開的腹部則暫時以醫用膠帶黏合，頸部、膀胱、手臂、腹部、喉嚨下方都連著管子。他的生命徵象亮起好幾種顏色的燈號，全部都完全落在正常範圍，卻無法令人寬心。金木就像是犯罪現場留下的一副皮囊，藉著機器、鹽液、藥物、輸血來保住肌膚的血色。加護病房醫師看著我。「我們盡全力了……但機會只有一半。」

醫師會用「回顧鏡」這種醫學工具來對付自己，或對付同事——出於惡意或寬慰。你以「回顧鏡」審視過往，看到自己當時應該或不該做哪些事、早知道就去做或不去做某些事。我仔細鑽研所有的記錄和檢查報告，再三核對醫學指南，查閱臨床研究——我**原本可以**選擇不用抗凝血劑，**原本可以**再等等看。很多人不會這樣選擇，但我可以這樣選擇。我開始冒汗，覺得畏懼。

我每天拖著沉重的腳步去工作，把自己挖空，然後再用一些濃厚又沉重的東西填滿自己。回到家後我立刻入睡，一覺到早上。同事們會講一些安慰我的話。「別擔心**我**。」我說。「我不是那個**送命**的人。」

我見到邁可，他是我亦師亦友的內科醫師，我從頭把整件事講給他聽。「沒錯，你把他醫死了。」他說。「妳是醫師，不是自然療法師，所以妳得治療病人……有時候治療就是會醫死病人。告訴妳，假如是我，我不會做什麼——擁抱一個身上沾到大便的人。我無法肯定我可以做得到。」

我用手背把眼淚抹掉。「假如你認識金木，你就可以做到。」

學生樂透

幾年前我去朋友家烤肉，遇到一個很世故又能言善道的人——我對他的認識，僅止於他是我朋友的朋友——他本來在告訴我去哪裡買墨爾本最好吃的香腸、怎麼烹煮，忽然話鋒一轉，開始哀嘆學士後學位的不公平。「我付了好幾十萬的學費給私立學校，就是希望我的孩子想要的話就可以讀醫學或法律，但這些大學把規定都改了！」在澳洲的許多大學，現在需要具有基本的學士學位，才能申請入讀那些有利可圖的學門。我送上親切的微笑。「我猜，」我說：「你會有辦法花一些錢，讓你的孩子一路被填鴨讀完大學吧？」

不少人想成為醫師，原因究竟何在？我的意思是，我高度推薦這份工作：大多時候很有意思，不必跟人閒聊，不常被人頤指氣使；而且基本上——至少以內科醫師來說——有人付錢請你傾聽和思考，這兩件事都是我樂於免費做的。但是當你在舉行醫學院入學面試時，針對「為什麼想成為醫師」這個問題，最常聽到的答案會是換湯不換藥的「為了幫助人」。通常都是胡說八道。（如果當時不是，不久後也會是。）**就算**學生自覺的目標是踏上日後會「幫助人」的生涯，這種利他的衝動背後或旁邊通常還有其他的追求：知識、權力、金錢、探索、尊敬、榮譽、穩定的工作、無性別的職稱。如果只是想幫助人，有很多人力不足的無家者收容所都亟需補充新人。教師、社工、護理人員也都是助人工作，但這些行業並非每項職缺都有十倍的應徵者。

全世界的醫師都受人尊敬且收入豐厚。醫學院如何從大批有意入行的人當中挑選，是體制和期刊中經常討論的話題。我在一九八〇年代讀高中，那時想進入醫學院，就需要修習科學，而且期末考試得將近滿分。當時我只認識本地那位難搞的全科醫師，完全沒想過自己要走這條路；就算出現過這個念頭，我也根本沒有入讀的機會。但是在過去數十年裡，醫學院都試圖挑選出他們認為會成為最佳醫師而非最佳學生的人。沒錯，你可以想像會有怎樣的爭辯。

每間學校各有不同的入學標準。澳洲大部分的大學採用學業表現、「性格測驗」及面試的綜合成績。已經有一段很長的時間，荷蘭的大學都是用抽籤來挑選自己絕大多數的學生（而大部分的研究顯示，這些隨機挑選的學生，學業表現就和他們親手挑選的學生一樣好）。要想成為好醫師，並不需要格外聰明。醫學院並不難讀，只需要**碰運氣**。分數的競賽就像抽籤一樣，只是一種符合成本效益、完全透明的篩選。

紐卡索大學（University of Newcastle）醫學院是澳洲第一所不單以分數作為入學標準的醫學院。這個學府於一九七五年由一群醫學教育基進分子所成立，他們遭受來自體制的激烈反對，不單是因為他們把焦點從死記硬背改成探索發掘，而且學生入學第一天（而不是第四年）就被丟進醫院，更是因為他們認為日後最優秀的醫師未必是現在考試分數位列前〇．五%的高中生。（大爆料：一九九八年，他們給我入學許可，實在是大驚奇。）

我們很難主張理想的醫療人力應該是單一文化、單一階級、單一性別，而這卻是傳統的入學規定通常會得到的。來自同一個地方，在日後的五到六年裡每天混在一起，可能聽幾場探討文化多樣性的演講課，然後就充斥在全國各地。

看看統計數字吧：你的人生大半決定於你的出生地，還有你在那裡買得起什麼。這就像樂透一樣，對吧。如果你只買得起便宜的麵包，只能進入人滿為患、資源匱乏的當地小學就讀，學校的遊戲區在一九九〇年代被典當了，那麼你得糖尿病並且不會學醫的機會就相當大。

高等教育——尤其是醫學教育——當中比例最少的族群，也就是健康狀況最差的一群人：社經地位低的人，以及澳洲原住民。把所有事情都切割成私人／公立這兩層，並沒有什麼好處。但若要討論第三級教育（tertiary education）[2]，所有研究一致顯示，這些族群甚至在申請入學時的主要障礙之一，就是被認定他們不屬於這裡。

紐卡索大學的創立者不只是希望有更多的原住民醫療保健內容——看似可怕的圖表、實際動手做的文化接觸——還要有更多的原住民醫學畢業生。他們把這樣的概念帶到原住民社區，提出修改過的入學標準，為社會上的弱勢者保留機會。確實有人對此不滿，有些父母親宣稱這樣「不公平」，會「竊取」那些「努力掙得」機會之人的名額。政府同意為額外的四個名額提供資金，希望能平息「不公平的優勢」這種論點。（有趣的是，從來沒有新聞標題提到，花費好幾萬元勉強讓孩子符合入學標準，或許也很不公平。）

紐卡索大學目前有六十位原住民學生，在兩個校區修讀醫學，有一個專責單位會提供文化、關顧及學業的支持。全澳洲現在大約有二百位原住民醫師執業，我們需要十倍的人數，才能達到人口平等。

[2] 譯註：聯合國教科文組織（UNESCO）制定了國際教育標準分類（ISCED），以利研究與政策的推動。根據聯合國教科文組織的定義，第三級教育是指提供進階專業化的教育，大致可分為學術與技職導向的課程及學位。

無論這些醫師後來是在引領醫療政策，還是在達爾文市（Darwin）或麥覺理街（Macquarie Street）[3]執業，他們都是最有力的象徵，表現出那些不曾中任何樂透的人可能有怎樣的未來。

[3] 譯註：十九世紀末至數十年前，麥覺理街由於遍布醫師診所和醫界專業機構，而被廣泛稱為「雪梨的哈利街」——哈利街（Harley Street）是倫敦著名的百年醫療街。

偏鄉地區的醫師問題

鄉下和偏遠地區的醫院長期醫師人力短缺，得仰賴代班醫師介紹所來獲得人力。這些介紹所很積極招募：以前我每星期都會收到好幾封電子郵件。**嚮往到晴朗的海岸工作一段時間嗎？千萬別錯失這樣的薪酬！**起算日愈逼近，介紹所開出的價碼就愈高，就像折扣旅館網站上相反的優惠方案。如果你介紹友人應徵，他們就送你一張儲值的信用卡，因為只要醫院找到人手，介紹所就會因為居中牽線而賺到一位醫師的薪資。

二〇一〇年，我的專業訓練有一段六個月長的假期，於是去擔任代班的專科住院醫師。那份薪水把我從城市拎了過去，卻也令我充滿罪惡感：哪個住院醫師值得一家公立醫院付**那麼**高的薪水？什麼工作會**那麼**糟糕？

在前往昆士蘭（Queensland）北方服務的途中，雨開始下個不停，水位迅速上漲，後來就淹上我門口的地墊了。公路都變成急流；病理實驗室屋頂崩塌，因此所有的驗血檢體都得空運到布里斯本（Brisbane）。當地沒有牛奶、麵包或新鮮蔬菜。我開始把雨水想像成一種有個性、不懷好意的東西。我睡覺時會夢到博物館和電車。

某個星期三上午，我們聽說機場將在星期五關閉，需要轉送的病人，就得從屋頂用直升機接走了。流動性的職員如果留下，就會被「無限期」滯留在鎮上，或是搭最後幾班飛機離開。醫師們漸漸離開醫院。我的家人原本計畫下週要來跟我會合，但我不能帶著四歲大的雙胞胎進入洪水地區，也不能「無限期」離開她們。我站在滿床的病房裡，對實習醫師說，我可能得離開。他看著我，勉強吞下口水，看著別處。「別擔心，」他盯著地板這樣說：「我可以的。」

老闆無奈地聳肩。「嗯，醫院在小山丘上；我們有床，有發電機，有很多全穀麥片……」

隔天，我安排讓家人飛過來。兩個女兒那幾週都穿著雨靴到處踩水，跟胖嘟嘟的綠青蛙玩、試著抓蝌蚪。我們在醫院裡卯足全力工作。有一個人帶著年邁的母親來醫院，這個老人被強制撤離一半被水淹沒的家園。她緊抓著保險櫃，上氣不接下氣地說：「有人趁機打劫……」

他們搭著小船出來。」小鎮快要瓦解了。

洪水退去後，我轉到一家更小、更偏遠的醫院，每星期搭乘像玩具一樣的八人座客機往返。機場滿是著開心的農婦，手臂上都抱著孩子。當地的空氣溼悶，衣服很快就有一股溼氣；醫院裡很冷，病人會冷得發抖，而我們都穿著夾克。除了一位簽約的實習醫師——農場長大的高個子，絕頂聰明，講話慢吞吞地拉長聲調——我是唯一在澳洲接受訓練的醫師。強韌的澳洲護理師們主持全局，對醫師發號施令，同時緊盯那些沒用的傢伙。她們往往是病人和死亡之間唯一的阻隔。她們送我一些禮物：巨大的鴨蛋，蛋殼的觸感和外觀彷彿是舊式的亞麻；人造樹脂鏡框的一九四〇年代太陽眼鏡，是一位老太太離世後所留下的；還有給我女兒的貼紙。她們向我眨眨眼，把好幾片巧克力塞到我手裡。當時我經常認為，**她們**才應該得到高額的薪資。

有個住在鎮上的病人因為臉部骨折而去大城市接受手術治療，後來半夜頭痛發燒，於是到我們醫院，被一位英語講得很差的醫師分配來病房。到了早上，我看完寥寥無幾的病歷記錄，走進病房時發現他臉色慘白、全身發抖。我給他靜脈輸液，請實習醫師為他做血液培養，也從電腦找出他最新的檢查結果。他前一天夜裡做過掃描，發現腦部有一些液體，而夜班的專科住院醫師並沒有提及此事。我打電話給病人在布里斯本的神經外科醫師，我覺得有可能是手術的併發症，急需要他的治療。「有腦脊髓液從他的鼻子流出來嗎？」那位外科醫師猛然這樣說。腦脊髓液是腦脊髓的液體，含有糖分，充滿腦部。「不好意思，您是指……？」我這樣說，我以為他一定是把幾個病人混淆了。「我凌晨兩點就接到電話了，已經要求他們檢查鼻子流出的是否為腦脊髓液。」「鼻子流出什麼？」我一面說，一面更擔憂了，因為頭骨滲漏、還有某種液體可能會在腦部愈積愈多，這可不是小事。

我把電話壓在耳朵上，衝去看那個病人。「你流鼻水嗎？」「對。」我極力抑制對電話大喊「不是我，是夜班的傢伙！」的衝動，請教那位外科醫師該如何辨識那個液體是否為腦脊髓液。進實驗室檢驗，會需要送到大城市，可能要等幾天。他嘆了一口氣，還不算不友善。「用尿液檢測試紙。如果含葡萄糖就是腦脊髓液。」

我拿一個塑膠杯放在病人的鼻子下方，他擤出一道完全透明的液體。我用試紙攪一攪，結果呈陽性。

「老天爺。」那位外科醫師說。

我打電話給直升機後送團隊。

我太喜歡在城市裡工作了，神經外科醫師——萬一我需要他們的話——只要往下走兩層樓。偏鄉醫師的需求緊迫到極點，但無國界醫生組織不會派你去布爾克（Bourke）[4]的後方。最近我看到代班醫師介紹所寄來一些很焦慮的通訊，論及澳洲開始有更多剛畢業的醫師，他們宣稱沒有醫師短缺的問題，這些畢業生將要湧進市場，即將供過於求。

[4] 編註：澳洲新南威爾斯州的內陸小鎮。

地區醫院的工作

二〇一六下半年，我辭掉在市立醫院的全職工作。我仍在那裡上班——每星期有一兩節門診，每年有幾個月會在病房——但並不是每天。我以為我把錢的問題都處理好了，結果卻是，我徹底擁有自己的時間，但必須用信用卡付貸款和其他的開銷。

現在是二〇一七年四月，我來到澳洲西邊的一個小鎮，離家五千公里，在一間地區醫院上班。我還是專科住院醫師時，就誓言絕對不再當代班醫師，但此時我來到這裡，窮到必須離開女兒一個月，暫居在他們無法說服足夠的醫師入住之處。他們安排我住在一間有三房的磚造度假公寓，房間裡有小張的單人床，游泳池傳來孩子的高聲尖叫。海灘就在馬路對面，在一個長著樹叢的沙丘後方。我一打開前門，就會聽到海洋的呼嘯聲，聞到海草腐爛的味道，但我不會走過去看。我把所有的窗簾拉上，把空調開到最大。這間公寓裡裡外外都是裁切粗糙的紅磚，很像監獄。紅磚縫的水泥日以繼夜地掉沙粒在我床上，彷彿我因為對海灘視若無睹而被迫睡在上面，以茲懲處。

這個以勞工階級為主的小鎮，有大量的失業人口與原住民，我一整個月都沒看到一輛歐洲車。我去超市途中會經過購物中心，我是唯一穿套裝和高跟鞋的人。唯一會對我微笑的是一個爽朗的結帳員，他問我從哪裡來——無視於排在我後面的人——也告訴我他不久前在布里斯本的冒險行為。

醫院不論大小、位於城鎮或鄉村，多半都一樣：病人湧入，職員盡力而為。這家醫院沒有次專科醫師，也沒有加護病房，只有三位一般內科醫師，加上我們這些住院醫師團隊。如果病人的病情太嚴重、太奇怪，我們會讓他們搭機到伯斯（Perth）。我送走了一個有格林─巴利症候群（Guillain-Barré syndrome）[5]的病人、幾個嚴重心臟病發作的病人，以及一個有大範圍肺栓塞的病人。年老、無力照顧自己、有肺炎、心臟衰竭的病人，會留在我們醫院；自殺未遂者、被酒精破壞肝臟的年輕人、有牙科問題的人、無家可歸者也是。

醫院裡兩位固定的內科醫師都是很優秀的移民醫師，聰明能幹、不亂逞強，心甘情願全年無休地在病房服務。他們為我推薦下午出遊

[5] 譯註：格林─巴利症候群是一種急性的周邊神經病變，類似小兒痲痺症，可能侵犯身體的運動、感覺及自主神經系統。

的行程且要請我吃晚餐，但我的時間安排很緊湊：醒來、認真運動、上班、吃生菜和原味優格、上網看影片、睡覺。我每天都要跟女兒們講電話，或者用 FaceTime 或 Skype 視訊。我幫她們訂 Uber 的外送冰淇淋，然後閉上眼睛想像她們吃冰的樣子。我每天晚上都看一部電視劇，劇中主角是一群迥然不同卻個個美麗動人的女同志，她們都有強大的事業成就，卻都能有很多時間泡在咖啡店、健身房、別人的床上，享受高潮迭起的生活。即使她們有孩子。

醫院裡有幾位在澳洲受訓的實習醫師，但大部分的專科住院醫師和住院醫師都是在國外受教育的。有幾位是經驗豐富的專科醫師，他們無法忍受為了符合澳洲的規定而重複——或支撐自己重複——好幾年的訓練，所造成的精神創傷。還有一兩位實際上是不能被僱用的，偶爾會被人力嚴重短缺的醫院聘僱。身為代班醫師的我，就是負責這個來路不明的團隊。我的住院醫師沒辦法聽懂英文，除非每個字分開慢慢講；他可以遵循單一步驟的指令，但似乎無法思考。巡房時我請他帶著一張紙，把持續累積的任務記下來。我跟他說，這不是工作內容清單，而是列出要讓病人不會死掉需要做哪些事。我的專科住院醫師剛到鎮上不久，當他弄完電子郵件、真的看著我時，卻只表現得很好戰或漠不關心。他認為記錄病歷和檢查結果，或是與在伯斯的醫師討論，都是浪費時間。他忘了核對電解質嚴重不平衡的病人重做的血液檢查的結果；我跟他說明預防心跳驟停也是他的職責之一，他就對我大聲咆哮。要解釋這兩人為何對病人完全欠缺好奇或關心，唯一的可能就是，對他們來說，病人不是有血有肉的真人。我來到一位年事已高、非常痛苦的白人病人床邊，圍繞著他的醫師和護理師來自世界各地，他一看到我，就大聲喊著：「**終於**來了一個**正常人**。」這或許是種報應吧，這裡的醫護人員很多都是難民。

我搭機返家前的最後一個上班日，治療了一位肺癌晚期的女士，她並不算老，但是面容枯槁，因為她努力工作數十年且更努力吸菸。我們從她的胸腔抽出兩公升的液體，讓她能夠呼吸。她告訴我，她剛得知自己只剩八個月可活，然後就看著我，等我說話。我拉了一張椅子過來。她痛得臉部一陣扭曲，因為引流管穿過她的肋骨之間，但她拒絕用止痛劑。我試著說服她，跟她聊了幾句，她哭了出來。「我從來都不哭的。」她說。「我通常都可以挺住。」我握著她微微向我靠過來的手，告訴她：「在這裡妳可以哭……真的太恐怖了。但今天下午就會把引流管拿掉，妳可以回到家人身邊了。」她還是一直哭，我握著她的手。「蓓芬，」我說：「妳還有**數百個**日子可活，有好幾百天。」她看著我，用手抹乾雙眼。我說：「那麼，回家去，用這些日子活個痛快吧。」然後我們都笑了。

溝通不良

我服務的醫院正在面試應徵第一份工作的醫學生，看到這些盛裝打扮、頭髮梳理得整齊油亮、手指剛經歷畢業考摧殘的年輕人，我不禁感到難過。我很不擅長用〇到五分幫人打分數：「一」可以代表什麼？「三」呢？他們全都聰明靈巧又用功，也很會表達，所以別跟我說最後的分數不只取決於面試委員的偏好。第一位應徵者擁有幾種別的學位，曾在暑期數次遠赴某些可怕的國家去救人，而且很有自信、口條好、外型亮眼，鐵定是五分。面試小組裡的行政單位代表勃然大怒。顯然，**沒有人**能得五分，**永遠不可能**。「這樣就應該用〇到四分來打分數。」我說，然後用職權施壓。「她就是五分。」

或許我任何時候都會給令人膽戰心驚的女孩子打五分。

我是直接從英文系進入醫學系的，當時是為了成為精神分析師，然後賺健保的錢。面試時我並沒有這樣說（而且後來我當了內科醫師）。我面試時所說的話根本無足輕重，因為當時正在推動讓更多人文科系畢業生進入醫學院：顯然這樣可以改善溝通；顯然我們會比較具有人性。我不知道這些謠言是誰傳出來的，但他們一定沒見過我在哲學輔導課的男同學。

踏進醫學系帶來了一些震撼：前一分鐘我還在安靜讀書、抽著壽百年香菸（Sobranie），後一分鐘我卻在支解一副死掉的人體軀幹，像是在高中上科學課，再加上凝固的血塊。那時，澳洲所有的醫學生都要修習溝通技巧並接受測驗，理論上這很值得肯定。根據課程資料，溝通技巧似乎意味著身為醫師的各種面向，而那並非基於自然科學。在實務上，溝通似乎就代表「如何告訴病人……」。即便我有令人垂涎的人文學科背景，每年我都只是勉強及格。最後一年應考時，我的考官是課程協調人員之一，這位中年男士有一個習慣，就是在講話或聽人說話時，白眼幾乎要翻到頭頂上去，還會把架在鼻子上的超大眼鏡推上推下：根本就是避免跟你的目光交會，儘管他是在教你人際互動的基本要素。在考試時他扮演病人，我得注視他，試著以關愛、開放卻坦誠又支持的態度，說明他不久後將死於大腸癌，但他的眼珠會往上飄，我只好瞪著他像是水煮蛋的蛋白一般的雙眼。**「目光交會！」**

我真想大喊：「**你聽過目光交會這回事嗎？**」但我只向他說明他的預後，然後他便給我回饋：二．五分。

教溝通技巧的導師多半不喜歡醫學生。有一次，我在學校游泳池的淋浴間，無意中聽到幾位導師在嘲笑我的一個同學：「可惜你沒聽到，他怎麼向對方說明他為什麼得幫她做抹片檢查。真的**很可恥**。他實在**毫無概念**。」「是啊，」另一個人說：「每年都是這樣，真搞不懂他們從哪裡找來這些學生。」這些導師都來自外系，他們的科系用較少的經費執行創新的課程，教導學生如何溝通。假使是我，也會很討厭我們這些醫學生。

我不知道「溝通」到底能不能教。**請你跟我這樣說，而且不要把雙臂交叉在胸前。請微微前傾，適時點頭。**很像是在教機器人模仿人類，與此同時，我們的課業負擔正不斷累積，我們都在擔心生化考試。醫學院在面試時都盡量挑選比較會溝通的學生，這件事本身就表示他們也懷疑溝通是否教得來。忽然間，女性入學人數多於男性，可喜可賀。但如果你只錄取溫暖、有同理心、非常健談的人，誰要來做那些以實驗室為基礎的工作和管理工作？誰可以教授溝通技巧？

醫學中的科學部分是可以教的，但其餘牽涉人的部分——如何傾聽、如何陪伴、如何幫助病人忍受痛苦——都無法量化、濃縮或設立制度。你甚至無法教別人如何假裝。我們很難說出人與人連結的基本面向是什麼，但我會想像塞爾維亞的行動藝術家瑪麗娜・阿布拉莫維奇（Marina Abramović）：二〇一〇年，她用三個月的時間，每天朝九晚五坐在紐約現代藝術博物館的一個房間正中央的一張硬質座椅上，由觀眾抽號碼牌，輪到時就去安靜地坐在她面前，她會看著你的雙眼、關注著你，你愛坐多久都可以。有的人坐三分鐘，也有人坐了五小時。當你離開時，她會閉目養神，直到下一個人過來坐下。我有一本書收錄了坐在她面前那些人的表情照片，其中多數人都在哭，他們被阿布拉莫維奇親切又專心的注意力感動得心門大開，而這都只是因為她張開了她的雙眼。

眼見為憑

最近我常想到眼睛，主要是因為我的眼睛有些問題。我有所謂的「高度近視」，所以如果沒有強大的眼鏡或隱形眼鏡，全世界只到我面前十公分之處。去年我發生視網膜剝離的危險，而不久前我在漆黑中摸索找眼鏡時，被床頭桌刮傷了眼角膜。眼科醫生是唯一會令我半自願當病人的醫師，因為我很怕瞎掉，那樣就不能看書、不能看人了。

無言的目光交會，無疑是一種富含溝通成效的交流。如果相信詩人和民間傳說的講法，眼睛會決定一切，而感覺起來彷彿也是如此。但是，一種情感怎麼可能用**一顆眼球**傳達出來？除非我們真的有「靈魂」，而且可以在眼睛裡看到這個靈魂。但願我能相信這種說法。除了改變瞳孔大小，眼球本身基本上一動也不動。如此說來，愛、恨、痛苦、懼怕若非從眼睛湧現，會從何處而來？我們究竟從彼此看到什麼？

當然，我們彼此相視時，不只會看到一對孤立的眼球。即使僅限於臉部的眼睛周圍，也還有眉毛、睫毛及眼睛附近皮膚繃緊的細緻結構，這些都有助於非語言的情感表達。不過，單是眼球的溝通功能，就受到研究人員的大量關注。

全世界的動物裡，人類擁有目前最大的可見鞏膜（眼白的部分），圍繞著深色的虹膜。這讓人類從遠處便能精準地判斷某個人的目光方向，而且可以知道是什麼東西吸引對方的注意。眼白很多，表示這個人的害怕或驚訝。眨眼速度和持續凝視時間各有不同，都尚待解讀。在害怕或性興奮的狀態下，瞳孔會放大。現時的研究似乎確認了古老的觀念：我們下意識地覺得瞳孔大的人很有吸引力。古人如何知道此事且深信不疑，以致女性甘冒失明的危險，也要把顛茄（belladonna）當散瞳劑眼藥水用？

劍橋大學研發了一款線上測驗（請上網搜尋「社會智能測驗」〔Social Intelligence Test〕），可以測量你詮釋別人情緒狀態的能力。這項測驗會給你看三十六張不同的人臉照片，這些照片經過切割，只留下雙眼上下各幾公分，你要針對每張照片從四種情緒（例如，嫉妒、恐懼、懷疑、快樂）中選出一種；只有一種情緒是正確的，其餘都是錯的。很明顯，如果有超過三十張照片的情緒辨認正確，就表示有高度的情緒敏銳度，而低於二十張或許就說明了你在人際關係上曾遭遇的某些挑戰。有些擷取的局部照片出自幾百年前的畫像，因此這不像是科學家在詢問受試者他們**真正的**感受是什麼。那麼，另一個可能是什麼呢？臉部富含各種資訊，我們會有意識或不自覺地加以詮釋。我們如何產生及解讀這些信號，會受到文化的影響，就像口語語言一樣，只不過似乎還是有一種基準語言。

一般來說，西方文化很看重直接的目光交會，但是，「直接的目光交會」是一種規則錯綜複雜的遊戲，沒有人會教我們（除了基本規則），頂多只能憑直覺去了解。科學家試圖定義這種目光交會的非口語語言，我上星期在門診之前讀了不少這方面的研究，然後覺得愈來愈不自在：我會觀察自己怎樣看別人。有人說，如果眨眼速度放慢、目光固定，你的「目光交會」就會變成「瞪」。我有很多時間在瞪人。我們不該直接注視別人的雙眼太久（專家提出各種不同的時間限制），否則會被詮釋為一種威脅或是叫對方「來啊」，而且除了少數狀況（在僵持的情形下、在臥室裡），這個動作在社交上是不合宜的。這份報告提到，目光應該隨意掠過對方的眼睛周圍，而不要注視對方的嘴唇（否則會有性暗示）或前額（有威脅性）。日本人教孩子要注視老師的脖子，我很期盼有這樣的規矩。在診間，我有電腦、筆記本、眨眼速度的時間安排及注視的目標，幫助我避免在社交上危機四伏的習慣性直接注視。我想讓病人感到安心自在，覺得我很專注且不帶批判，我不是某種具有威脅性的性掠奪者。我並不想**侵犯人**。

目光交會需要高度的認知資源，因此會抑制我們的思考能力——正因如此，談話時如果試圖明確敘述某個複雜的想法，或記起某個不太記得的事，我們經常會暫時望向別處。公關媒體教練建議我們把目光集中在主試官的鼻子上，才不會分心。佛洛伊德都坐在病人的背後。我們會迴避目光，以便駕馭自己的應變資源。

一位美國喜劇演員曾幽默地說，他拒絕買手機給女兒，因為手機會去除溝通中即時目睹別人反應的部分，阻礙培養同理心和仁慈。他舉的例子是，小孩當面罵別人「肥豬」和傳簡訊罵人的差別：看到對方的痛苦，會使罵人的小孩心裡過意不去，而傳簡訊的人只會覺得自己贏了。隨著科技日益高度發展，詮釋他人反應的能力或許將不再具有社交價值或必要性。如果詮釋的「規則」已經被清楚勘測了，電腦為何無法為我們執行呢？或許那會讓大家都鬆一口氣，畢竟注視別人的雙眼顯然是社交上相當危險的舉動，而且要耗費相當大的智能，因為注視已經變成侵犯多於詢問了。

愛、恐懼與階級制

我最早愛上的老師是代理圖書館員。當時我四年級，好不容易完成那些愚蠢的「班級讀物」，而有資格使用圖書館，那是我完全不知該如何自行探索的浩瀚奇幻世界。我跟在圖書館員後面走，她從書架上抽出幾本小說，一本接著一本交到我手上。整個世界變得濕熱，我覺得自己的心臟快爆炸了。我第二個愛上的老師是一位快六十歲、講話簡短、滿頭灰髮的心臟科醫師，當時我讀醫學系三年級，輪到進心臟科。我都留到很晚，我們會去看心電圖，或看看白天在病房聽診過的心臟的超音波圖，以便得知我白天對心雜音的診斷是否正確。這位老師的手很大又很有力，他沒有絲毫幽默感，認為最重要的事就是看病人和教學。他知道**每件事**，也會做**任何事**。他一定懂的。有時他會與我崇拜的眼神目光交會，講到一半的話就停住了，手指徘徊在心電圖上。但之後他會清清喉嚨、把方框大眼鏡扶好，指出行蹤不明的

QRS 複合波：這就是病人暈倒的原因。

現在我想起這位老牌的心臟科醫師，我知道其實我愛上的並不是**他**，而是他給我的東西：知識與技術。我記得這一點，所以當某個實習醫師開始跟在我後面，就像是吐著舌頭的小狗時，我並不覺得受寵若驚，我知道厲害的其實不是**我**。

醫學是一種藉著學徒制來學習的工作。大堂課、作業、考試都是必要的，但你要在病房和手術室裡，從老闆那邊得到實際的技能，而老闆就是：數十位過著平順或崎嶇人生的個人，他們各有高低不等的人際技巧，以及各自師承的系譜。你從這些人身上學習如何活下去。

就學習來說，沒有哪一種燃料像愛的力量那麼強大、那麼激勵人心。唯一的例外或許是恐懼：怕自己丟臉或怕害死別人。這些工作若不是被恐懼或愛激發，只能靠嚴密的階級制來維護病人的安全。雖然我這輩子都對權威過敏，但我當住院醫師時，多半會覺得自己因為低微的職位而受到保護：當時的我幾乎被不確定感和無知淹沒，經常感謝上帝讓我不必負最後的責任。在這個永遠不可能對一切瞭若指掌的學科裡，謙沖為懷深具價值。

曾經有一名很優秀的五年級醫學生被指派到我的工作團隊。巡房時，我會向病人說明一些計畫好的檢查或治療，或和緩地提及他們可能有生命危險，而這名學生會在我每次停頓時插入嘰嘰喳喳的重新說明，或是屢次在我講到一半時用驚人卻拙劣的權威打斷我的話。我把她拉到旁邊，請她不要打斷我講話，並解釋我的停頓並非因為詞窮，而是要給病人有時間思考和說話。隔天我發現她轉到一位男同事的團隊去了。當我們恰巧碰面時，她就用十足的恨意看著我。我可以想像她會怎麼跟朋友說：「希區考克醫師那個**婊子**。」我可以狠狠地修理她，堅持叫她滾回來跟我一起巡房，但我決定讓事情過去。那位又高又帥、穿著光鮮、很有魅力的男同事說，她從來沒有插嘴過。

不成熟和不可靠之人性的衝擊力道可能非常強勁，而我們都排著整齊的隊形走過病房——整天如此，每日如此，相信每個人都堅韌不懈地認真做事。這一切的目的就是，最後不會站在斷氣的病人的丈夫面前，對他說：「很抱歉，她失血而死，『我們』忘了檢測血紅素。」

如果相信頭條新聞的說法，你會覺得威嚇和霸凌是醫療中特有且普遍被容忍的：這些基本上是現代人一貫的手法。事實卻不然，儘管的確會發生。而且如果你真的忍無可忍了，沒有人會覺得要保持溫和有禮。

權力太容易被濫用或遺忘了。你當了上司，隨時享有最好的座位，進門時總是走在最前面。跟著你受訓的人認為你什麼都懂，就算不是這麼想也會假裝如此，以便拿到一份亮眼的推薦函。實在太容易相信自己真的很棒，太容易把自己的中年危機帶進深夜私下的個別指導中，要求那個對你的博學崇拜得五體投地的女人呵護你萎靡的自尊心。

想到我們用來呵護某個強人的自尊心的各種方法，真的感覺很差：獻上言不由衷的恭維；出於恐懼、愛或階級制而原諒的舉動。尊重變形為迎合，無論是被要求還是自願的：恭順地大笑回應某位備受敬重的教授沒完沒了又無趣的笑話。

我認識一位外科名醫，個子不高，脾氣火爆。他是全澳洲數一數二的權威，可以神勇地用手術刀完成靈巧得難以想像的工作，專科住院醫師們對他既欽佩又恐懼而怕得發抖。他巡房時經常痛斥較不討喜的受訓醫師，在手術室則會大聲咆哮、語出羞辱。他簡直惹人厭到極點，但是沒有人動手術比他更老練。每間大醫院或許都有一個這樣的人倘徉其中：偶爾不受控制又誇張，永遠技藝超群，是醫療界的搖滾巨星兼惡棍。目睹他演出的人總是低頭拜服直到手術完成，因為這個虐待狂教導他們、培育他們、對他們大吼大叫，而且在他們開進某個人的內臟、卻不知再來要如何下刀時，拯救了他們（和病人的性命）。

被霸凌的受訓醫師為了愛、恐懼與階級制做出犧牲，而這三樣讓整個體系得以運作。

我在害怕什麼？

有人說，恐懼是有對象的，而焦慮比較自由漂浮，沒有依附特定事物，或依附任何東西。激起我最多恐懼和焦慮的兩個角色，就是醫師和母親。毫無疑問，後者又因身為以醫師為職業的母親而更形嚴重：要經常面對會真實發生的駭人事物實例。我的雙胞胎女兒還在蹣跚學步時，我無法直視她們在遊戲區盪鞦韆，因為我會害怕到承受不住。我會讓她們的爸爸來監督，然後自己蜷縮在某個地方等待。我聽說有一位急診醫師叫他的孩子在遊戲區戴安全帽，但那樣也無法保護他們細小的頸部，不是嗎？而現在，比起有如碾壓性車禍的女性青春期，鞦韆又算得了什麼？那些新聞標題、虐待事件、玻璃天花板[6]、各種精心打扮、整型手術、色情媒體。如何保護她們同時還讓她們盡情發揮？如何從內部武裝她們？

[6] 譯註：指女性在職場中有一道無形的阻隔，無法升遷到高階管理階層。

幾個月前我搭飛機時，鄰座穿西裝的男士大喇喇地攤開手上的《澳洲人報》（*The Australian*），用一半的報紙（和他的拳頭）擋住我的臉，報紙的下緣還撫過我的大腿。我轉頭瞪著他，但他還是繼續自命不凡地看著手上這份重要的報紙，不只用到他的位子也佔用我的位子。我清清喉嚨，動一下身體，製造出無言的抗議。我可以客氣地開口：「勞駕一下。」我可以輕輕地把他的拳頭連報紙一併推回他那邊，但我並沒有。我覺得他的動作是故意的——他在宣示主權——這使我覺得自己很低微，之後就很憤怒，既氣他也氣自己。這其實是個微不足道的事件，但我好好思索了自己的反應。我在害怕什麼？是想像中的父權制嗎？

我曾被人一拳揍在臉上，被罵是骯髒的蕩婦、淫婦、妓女、醜女。我也曾被人偷摸一把、被噓聲騷擾、被挑逗求歡。曾經有一個傢伙對著我撒尿，還大叫說我應該看著他「射滿整個地板」。上述惡行都是我照顧的病人做的，因為精神錯亂、失智或精神失常；吸毒而神智不清、全身長滿腫瘤或不久於世。我並沒有動怒。我沒有受到傷害（揍我的是個非常虛弱的八十五歲老奶奶）。我在工作上幾乎不會為人身安全而害怕。在臨床的情境中，頭腦清楚、有預謀、有目的的虐待，通常都是醫師（少數醫師）對病人或同事做的。這並不令人意外，因為通常是醫師處於有權有勢的位置。

假使你能夠擺脫這些，可以無視一切規定而無需承擔後果，你會怎麼做？你會沉迷於哪些享樂、走上什麼捷徑、無視社會契約的哪個部分？假如你知道沒有人會拒絕，你會有什麼要求？

在幾年前的一場文藝活動中，布列特・伊斯頓・艾利斯（Bret Easton Ellis）說，人們會用盡辦法在電影裡軋一腳。他稍微停頓，掃視每個人的目光，然後說：「**用盡辦法**。」我很想知道，身為A級名流、國家元首或大企業老闆，會是什麼感覺。身邊充斥著仰慕者、阿諛諂媚者、助理、隨扈侍從；無時無刻都有掌聲、共識、喝采，彷彿全世界都是你的卡通嬌妻，隨時把裙子拉平、面帶微笑、讓孩子安安靜靜，而且一聽到你的車進入車道的聲音就幫你斟好一杯飲料。

大家都說，每個國家、每個城鎮、每個組織、每個職場、每個家庭，都有自己不可言傳的等級制度。我們都會有一分鐘、一小時或連續幾天，生活在一個具有特定權力結構的小宇宙中，然後再躍入另一個小宇宙。我們在某些小宇宙裡位高權重，在某些小宇宙裡則危機四伏。前一分鐘你是執行長，下一分鐘卻衣衫不整地躺在擔架上，被分配一組病歷號碼，並經過分類送到某個巨大的急診室，低聲啜泣著。精明能幹的母親，上了巴士就被擠扁，然後再去社會福利聯絡中心排在隊伍的最後。

好幾年前我處在一種狀態：如果在職場上被解聘，我就一貧如洗了。而現在我有恃無恐，不會因為種種的慾望、恐懼或需要而強迫自己去做「用盡辦法」的事。我承認，這樣的位置是特別幸運的。我也對其他人握有權力——對我的病人、我的後輩、我的孩子。這個權力並非絕對的，而且既不簡單也不是單向的。這是一種龐大的責任，因為我在乎他們的幸福安康。而且我邀請他們——病人、專科住院醫師、孩子——提出質疑和異議，可以討論也可以拒絕。我身為「有權有勢者」的職責之一，就是為我照顧的人賦予能力。請盡量說，我正在聽；你不會傷害我的自尊；沒有任何事情是不能商量的。幫助一個女孩找到並使用自己的聲音，會是多麼興奮的事。教導能夠說話的人**盡量說**，允許他們知無不言。

昨天，我的一個女兒因為「女性衛生用品」而大怒。她還沒開始生理期，但她剛聽說（透過YouTube）衛生棉條被當作奢侈品來課稅。「衛生棉條！」她說，她的兩眼鼓起，雙手插腰。「奢侈浪費、恣意放縱、**鮮血淋漓**的衛生棉條，是一種**奢侈品**？」她停頓了一下，直視我的雙眼。「**嗯，真該死，性別歧視。**」而我的反應是：妳很棒，寶貝女兒。

最重大的決定

研究人員認為，行政主管之所以會「決策疲勞」，與工作好幾個小時後的判斷力下降及衝動控制不良有關。有一次，我整個週末都在處理整間病房滿滿的病患，並面對著一個特別棘手的病人，最後我發現自己有了「決策疲勞」，因為我忽然變得易怒、很想決定**任何事**，於是讓自己稍微解脫一下。我並沒有開始用權威口吻說一些可笑的話，也沒有駕駛我不曾擁有的瑪莎拉蒂跑車以時速二百公里飛馳在某條公路上。我跟專科住院醫師說，十五分鐘後我再回來，然後往我的辦公室走去。

澳洲每年有好幾百個病人死於醫療過失，於是，教育工作者和研究人員為了減少可以避免的傷害，都對決策過程很感興趣。病人去看全科醫師，且有高血壓症狀，此時是否會被開藥，取決於病人的「風險概況」（risk profile）——是否吸菸、是否有糖尿病、是否有心血管疾病——以及醫師的開藥門檻。幸運的話，醫師會讓你加入做決定的過程，但他或她仍然需要建議某項特定做法，然後告訴你原因。他還必須從市場上的好幾十種藥品中挑選其中一種。任何一個決定的產生，都綜合了科學方法論、模式識別（pattern recognition）、機率及個人意見。

全國性的共識準則，為所有的常見疾病提供基本的治療通則。如果病人有慢性肺疾，你可以核對這些指南，開立目前被認為最理想的治療方法。有一些網站包含「消費者決策工具」，病人可以輸入自己的資料，就會得到一組電腦產生的建議。還有一些方程式和評分系統，數量太多所以很難記得，我們就放在應用程式裡隨身攜帶。威爾氏量表（Wells score）評定一個呼吸停止的病人肺部有血栓的可能性；CHA_2DS_2-VASc量表指導心房顫動病患發生中風的風險判定，據以開立抗凝血劑為處方；蔡爾德—普依分期系統（Child-Pugh score，以腹部的血清蛋白、膽紅素、血塊、體液的化驗，與大腦功能障礙的程度為依據）則用來計算肝臟衰竭的病人還有多久可活。應該為骨質疏鬆症開藥嗎？輸入病人的資料，就能得到答案。醫院裡治療心臟病發作、嚴重出血、社區感染的肺炎，都有一些規約，目的是指導決策並減少人為失誤，而病人的身體如果符合規約，這些東西會很有幫助。不過，如果我遵照指南來處理典型老年病人身上所有的疾病，她就得服用二十一種藥物，我會害她沒命的。

希波克拉底（Hippocrates）說過，比較重要的是知道疾病發生在哪一種病人身上，而非病人得到哪一種病。你會以為身體比較簡單易懂；我們身上並沒有太多器官，而且其中只有五個攸關生死。有時你只是不知道究竟該做什麼才對：你研究表格、請教同儕，又查閱重量級線上百科全書，根據知識和經驗做了賭注，然後坐等後續發展，心中七上八下。或許這正是為何有些人會痛恨醫師——他們是該為過失負責的不完美決策機器。

受訓中的醫師把棘手的決定呈給上司，便鬆了一口氣。但現在我就是上司，有一個年輕的肺炎病人，肺葉外圍已經累積了兩公升充滿細菌的膿汁，導致敗血症加上譫妄。治療方法是經由靜脈注射抗生素，加上外科引流。不過，病人經過十年的酗酒，肝功能惡化，無法製造凝血因子，因此他的血液很稀，外科醫師如果切開他的胸膛，他可能會流血而死。他的心臟已不堪負荷，大腦因為大量的血源性毒素而無法運作。若不開刀，他很可能會死；若是開刀，他也很可能會死。

我把他的幾種選擇簡述給他聽，他笑了出來，把毯子拉高蒙住頭。

他唯一還在世的親人說，我們認為怎樣最好，就那樣做吧。外科醫師說，輪到我上場了。感染科醫師和腸胃科醫師也這樣說。麻醉科醫師說會幫他插管，但推估他有七〇%的死亡機率。我的住院醫師團隊用期待的眼神看著我，他們相信我有答案。沒有規約、沒有應用程式可以分擔責任。

那一整天，我的感覺就像是原本以為自己會踩在人行道上，沒想到竟然掉進了排水溝。我先是說服自己，為他動手術會是白費力氣，但立刻又想到：「不過，有什麼理由**不**幫他開刀呢？我們會有什麼損失嗎？」連希波克拉底也知道，「當整個肺部都發炎時……他會再活兩到三天。」

他可能會死在手術檯上，但也有可能帶著乾淨的胸腔醒來，向大家道謝。根據他的蔡爾德—普依評分，他還能再活三年，三年可以做很多事。

我其他的病人——有較單純的肺炎、脫水、中毒、心臟和腎臟衰竭合併情形——在他們平展的白色病床上日漸退化。他們的治療都搞定了，現在只需要時間和藥物。

我跟專科住院醫師說，我稍後再回來，然後走回辦公室，拿起一本書，內容是關於一名記者和一個有可能是殺人兇手的醫師。我從來都不想當律師，因為法律只是一些人為的規條。我從來都不想當賭徒，因為我不相信運氣。我喝了一杯水，再走回病房，拿起這個病人的檔案——這個可憐的病人——寫下一段摘要，列出每個維持生命的必要器官，然後敘述該器官衰竭的情形。看到各樣事實被歸納成一則故事，以類似方程式、會產出決定的格式來呈現，是有幫助的。

倫理

為所應為

死亡的權利，還是殺人的權利？

微生物大戰

嚴重的流感

為所應為

十九歲那年，我正在修習文學系的課程，有一天我坐在擁擠的演講廳裡，聽著全校最時髦的哲學教授上課。她就像是個性感小精靈：個子很小，紅到滑稽的唇色，每句話都配上比手劃腳的說明。我們都很喜歡她，而課程的主題更讓我們愛死她了：哲學與身體。當時的哲學就是後現代主義、晚期女性主義及精神分析；課程主題正如開學時所言，帶我們一一認識這些遊樂場，只不過我們必須先用一整個月熬過要命的莫里斯·梅洛龐蒂（Maurice Merleau-Ponty）。

哲學彷彿是個吸引力驚人的隱祕知識俱樂部：集數千年來的書寫而成的人生指引。但是要從何開始呢？一年前令我傷心欲絕的那個傢伙，就是尼采的鐵粉，圓領衫和所有的東西上都是尼采，那是他大半的魅力所在。

進入醫學院後，我就沒機會選修這些課了。有一門必修課是生命倫理：提供給未來的醫師的應用哲學課，也是暫時逃離生物化學摧殘的小確幸。這門課沒有提到自我是「互為主體性的場域」，也沒有提及「諾耶思—諾耶瑪經驗」。[1] 我們的生命倫理就是學習良醫的行為規矩，根據上課老師所言，我們會高分過關，然後演練健全完善的醫學，只要我們牢記四大基本原則：自主性、行善、不傷害、公平正義。簡而言之，意思就是要尊重病人的意願、做好事而不造成傷害、考慮到整個社會。

去年我的專科住院醫師介紹我認識七十歲的湯瑪士，他得了一種很罕見、無法治療又非常晚期的神經退化疾病，面容憔悴且不善言詞，癱瘓的身體已經不可逆地固定蜷曲如同胎兒的姿勢了。「他已經**好幾年**都這樣了。」專科住院醫師說。他兒子送他來醫院，因為他最近開始不吃不喝。「他兒子希望我們給他**靜脈輸液！**」專科住院醫師大聲抗議。「但我認為不妥。」

檢查時，湯瑪士偶爾會與我目光交會，就像他與布簾和牆壁目光交會一樣隨機發生。他唯一的痛苦徵象——事實上是唯一的反應——是我試著伸展他的手腳時，他臉上出現的痛苦表情。我檢查他的血液指數，發現除了輕微脫水並沒有問題。他的兒子們會在上午十點左右

[1] 譯註：胡塞爾現象學中的用詞，諾耶思（Noesis）與諾耶瑪（Noema）這兩個概念都源自希臘文nous（心靈），分別指意向行為（即意識行為）中的真實內容（諾耶思）與觀念內容（諾耶瑪）。

來醫院開家庭會議。我相當確定，正確的做法就是什麼都不做，只需要和緩地說明湯瑪士的時候差不多到了。假使這是一道考題，這樣就是正確答案，你可以援引四大原則的任何一項來支持你的立場。

垂死病人身邊的家屬拜託你設法讓病人活下去，這樣的事情並不少見。我們不曾面對這樣的考試題目，但假設病人得了來勢洶洶的肺炎，無法開口表達，而他們善盡本分備妥的預立醫療照護計畫並沒有包含這個具體情況，那麼臨床醫師腦中想過的基本問題可能會是：這個難題是可逆的嗎？病人很痛苦嗎？如果兩個答案都是否定的，臨床醫師可能會再用一或兩天的抗生素——正如我們說的——這是為了「治療家屬」。

若是家人意見分歧呢？若家人要求撤除治療，即使病人有進步呢？若是病人拒絕停止呼吸呢？若是——今年真的讓我遇上了——你走進病房，看到臨終的病人陷入昏迷之際，她女兒卻拿優格塞進她的陰道，「為了治療**你一直**視若無睹的念珠菌感染」，你會怎麼做？或是——去年發生的——病人的父親每天給他一劑海洛因，你會怎麼做？

如果你真的糾結在一團亂糟糟的直覺感受和道德恐懼中，可以向醫院的倫理委員會求助，但他們不會幫你做決定。我曾聽過兩位資深醫師抱怨說，讓倫理學家介入只會使情況更複雜。（「我們請他們提供答案，卻只得到更多問題！」）自主性——這項基本原則是基於啟蒙運動的概念，強調個體的純潔、自由意志及全然不同——在實際生活中形成各種糾結：譫妄、誤解、恐懼、否定；病人所愛（及不愛）之人的信念和關注；臨床現場一干人等的信念和關注；文化背景；資源限制。在實務上，自主性比較像是護身符而非原則，可以用來當盾牌——亦即，如果你打算上戰場的話。

湯瑪士週末就回家了，出院前我們為他放了鼻胃管，教他的幾個兒子如何使用，也幫他們準備好稀薄的乳狀管灌飲食。很嚇人嗎？表面看來，這樣做違背了生命倫理四大原則的每一項，但實際情形有點複雜。湯瑪士的妻子是護理人員，多年來一直悉心照顧丈夫，用注射筒餵他吃東西，酷暑期間有時還給他靜脈輸液，她始終深信這是她的責任。湯瑪士來到我的病房之前兩個星期，她的臀部受傷，因而稍微意識混亂，要休養四個星期。「拜託妳。」幾個兒子在湯瑪士住院後第一天早上就苦苦哀求，甚至落淚。「拜託妳在我們母親回到家之前，別讓他死去……她會怪我們，會說我們**害死**他。」

要保護的是誰？要尊重的是誰？要治療誰的痛苦？倫理上很合理的做法，可能會橫跨好幾個往往彼此衝突的範疇。「正確」答案是書上找不到的，專家小組裡也沒有，也無法援引看起來「一體適用」的行動原則。把一群人放在一起——其中有一個是病人、有一個人掌握權力、幾個外圍的人則是休戚相關——那麼，或許要先拋開道德確定性了。

死亡的權利，還是殺人的權利？

政商名流就是我們的宗教信仰，是我們的人生導師，教導我們穿什麼、買什麼、要有什麼模樣，現在還教我們該怎麼思考。他們領導各種人權和動物權的倡議運動，也為了飽受戰爭蹂躪的國家中的嬰兒大聲疾呼。現在甚至有政商名流為安樂死背書支持。看起來，安德魯．丹頓（Andrew Denton）儼然變成專家了，因為他做了八個月的研究——比取得技職學院的伺酒師文憑所需的時間還短。八個月，他一再強調，彷彿這格外超凡，就好像我國在這項爭議上，並沒有一大群正反雙方的支持者——他們都投入數十年認真思考關於安樂死的各種複雜議題。

我曾跟他一起上過一個電視節目，他在後台對我說，會進行一次「友善的討論」。「我非常緊張。」他這樣跟我說，而我當時緊張得口乾舌燥、手掌冒汗；他還很客氣地加上一句：「我覺得妳寫的文章好看得不得了。」節目一開始，丹頓就宣稱醫師是該開始聽見病人的聲音了，並且多次打岔、反駁、打斷觀眾的問題，他的語氣極度屈尊俯就，令我這個資歷尚淺的醫師當場被修理一頓。我心想：我們都不准對安樂死提出**任何**質疑嗎？這變成一種**信仰**了嗎？

丹頓說，我們是該討論死亡了。「是時候了。」他兩眼直視著攝影機，擺出總理把複雜議題簡化為口號的模樣。看起來，將安樂死合法化，就能夠進行這種討論。事實上，這種對話已經展開，儘管多半是在討論會進行，沒那麼大張旗鼓。

安樂死造就了非常棒的電視節目收視成績。我們都聽過某些人被痛苦折磨的揪心故事，於是非常想要找到方法來幫助人脫離悲慘不幸。不過，死亡是唯一的解決方法嗎？認為應該賦予這些顯然充耳不聞的醫師——就算不是笨到極點——殺人的許可，這不是有點怪嗎？

「安樂死」這個字眼就是指殺人的行為，「醫師協助自殺」也是。語言對於形塑思想有很重要的影響，因此我們應該名實相符、實話實說。如果我開立處方，病人服用這項藥物時，我就有責任，這就是行醫的條件，否則所有的藥品就都可以自行臨櫃購買了。加州很可能會重啟死刑，因為發現有些單一藥物能確保達成「人道又有尊嚴的死亡」——連死刑這麼恐怖的事情，也可以重新塑造成一種給予尊嚴的行為。提倡安樂死的人運用強大卻圓滑的措詞：「協助自殺」被宣傳成一種「控制」自己的死亡和保障「尊嚴」的方法。這個爭論已經落入避重就輕的美言，殺人的權利被重新塑造成死亡的權利。國家賦予醫師的權利，被重新塑造成擴展平民百姓的權利。有人批評我使用「殺人」的講法，而假若殺人的行為如此令人不快，我們就應停止主張讓醫師做這種事。

在我們的文化裡，死亡既是無所不在又是隱匿不見。小孩子上高中之前，就在螢幕上目睹無數的殘暴死亡畫面，卻往往不曾近距離看見老年人離世。對於人類身體的死亡，我們有一種消毒過的期望。自然死亡可能猝然發生——手摸胸膛、表情驚恐、然後倒下來——或是緩慢發生：九十五歲的老人漸漸不吃不喝，身體器官進入寂靜。強迫全家人守在床邊好幾天，看著摯愛的家人昏迷不醒、「挨餓脫水至死」，到底有什麼意義？並沒有明顯的意義。但是，殺死失去意識的瀕死者，只是減輕家人的痛苦。瀕臨死亡的人既不餓也不渴，雖然胸腔嘎嘎作響，他們其實是睡著的，既不會記得也不會回憶起這最後兩三天的事，因為他們快要不在了。

的確，由於缺乏安寧緩和照護服務、臨床工作人員所受的教育不足，病人可能會受到可以避免的痛苦。如果因為臨床醫護人員不敢給病人「太多」嗎啡以免「被控殺人」，而造成病人瀕死時承受著無法控制的疼痛，那麼就有需要釐清涉及雙重效應原則的法規：有時候，控制臨終症狀所需要的藥物劑量，也會導致加速死亡。這個原則被丹頓等人拒斥為「緩慢安樂死」，卻是根據一道簡明的律令，也就是醫學的基礎：醫師處理病症而非處理生命。生命永遠不會是疾病，死亡也絕對不會是療法。

很多駭人聽聞的故事，都是由於哀痛不已的家人沒有預備好面對摯愛之人的去世，在這段期間又溝通不良，事後也沒有接受喪親的哀傷輔導。他們只擁有善終或歹死的記憶，而他們的記憶則取決於他們對事件的詮釋、對屈辱的定義、醫院的慣例，以及他們與逝者的關係。這些都是很複雜的議題，無法以乾脆一死來解決。

我在大型公立醫院擔任醫師十二年，照顧過好幾百位垂死的病人，當中沒有哪個人臨死時大吼大叫或央求我殺了他。當病人說自己很想死時，我對此的反應是：「請告訴我，原因是什麼。」很少是因為疼痛，通常是由於絕望、寂寞、哀傷、覺得沒價值、無意義或變成累贅。我從來沒見過哪個垂死的病人身體上的疼痛是無法處理的。嗎啡加上密達唑侖（Midazolam）效果極為強大，可以非常快速地給藥且滴定到最佳藥量。巴必妥類藥物（Barbiturates）可以在幾分鐘內讓人失去意識。安寧緩和照護的做法，在過去十年當中已有長足的進展。

有很多研究都顯示，末期病患對於加速死亡的渴望，主要是來自絕望的感受。我們必須傾聽並試著處理這種感受及其他的恐懼。知道自己快死了，會是很痛苦的事：對於不存在感到恐懼。大力鼓吹安樂死的團體中，有數以千計高學歷的富裕成員，對他們而言，要能奮力掌控人生中唯一無法完全支配的部分，寧眠他（Nembutal）這種安樂死藥物是唯一的方法。

將人類主體簡化地理解為完全自主的個體，是基於一種意識型態，那很吻合現今的另一種主流意識型態：自由市場。在現今的世界裡，兩種意識型態主要都是對優勢者有利。

當我們被視為只不過是自由市場上的自由行動者，需要照顧和協助就變成羞恥的事，照顧人的行為則被視為一種付出，而不是一種相互增益的經驗。我們把一些人安置在養護之家，那個地方加速他們的認知和身體衰退——保留他們的白內障、省去牙齒和助聽器、把他們固定在電視機前面然後圍著抹布當圍兜、若非絕對必要就避免碰觸他們。然後我們覺得他們面目可憎。我們一想到需要協助或照顧就不寒而慄，這對於那些有需要的人造成極重大的影響。我們所說的是「你們死掉還比較好」，而沒有全體一起努力改善他們的命運。我一直覺得驚訝，西方國家的改革派政黨竟然最大力提倡安樂死。我以為改革派政見的基礎，是深信許多個人「權利」（持有武器、燃用石化能源、拿到全數薪資）是為了社會整體的好處才適度妥協。在死亡的議題上，我們卻忽然好像只是一堆人恰巧位於同一塊土地上。

如果死亡變成面對虛弱無力時的一個選項，那麼虛弱無力就會被變成一種生活方式的選擇。生活方式的選擇是個人的責任，我們的社會責任消失了。

我國雖然擁有龐大的集體財富，卻經常聽到醫療及福利制度無法永續的呼籲：資源嚴重限量供應，安寧緩和照護及相關臨床教育的資金短缺。老年人和殘障者的照護只得到小氣又吝嗇的配額，因為人民只是經濟單位，被區分為是否具有個別生產力。

我們可以尊重自主權和自由意志的神聖性，但人的決定會受到環境、同儕團體及社會期望的影響。形式上的同意並不保證是自由選擇的決定。更重要的是，病人的決定會隨著時間而有變動；然而，一旦死去，就無法改變主意了。

什麼是「無法忍受的痛苦」？社會整體應該如何回應這樣的痛

苦？如果我們不再設法幫助覺得人生太苦而想退場的人，而是協助他們結束生命，這對醫療的核心工作來說意味著什麼？在比利時，死亡現在是憂鬱症「無法治癒」時的一種合法治療。有人說這樣很勇敢。你需要的是第二意見！就好像在面對國家認可的殺戮時，還有某種防護措施。沒多久以前，腦葉切斷術曾是首選的治療方式，你也需要這方面的第二意見。醫師可能跟任何人一樣瘋狂、不智、犯錯、被誤導。我們要怎樣把人分成該協助自殺和該避免自殺這兩類呢？在奧勒崗州，只有六%的精神科醫師說他們可以很有信心地斷定，某個精神疾病不會導致病人要求結束生命。應該由這六%的醫師來做決定嗎？不必等多久，醫療保險公司就會把他們收集成一份名單了。

預期壽命是很難預測的，而且「痛苦」這種說法涵蓋了非常多的感受和情緒。痛苦的程度總是主觀的。人類具有一種獨特的能力，會在功能受限又虛弱的生活中找到意義，甚至能樂在其中——尤其是免費得到照顧的時候。慢性疼痛的診間擠滿了沒有末期病症的病人，他們經驗著自己覺得無法忍受的疼痛，但往往並非器官的病症，而是處在心理—社會混亂的情況下。這些人該得到一死嗎？或是我們應該繼續提供心理和社會的支持，並且研究神經可塑性的方法，幫他們找到平靜？假使我們決定以死亡作為治療，又何必多此一舉？

有些人主張要把「存在的痛苦」——為了活下去而付出的一部分代價——視為死亡的一個徵兆。存在的痛苦，是大部分的人在某個時間點都會感受到的，大多數罹患重病的人更是如此，而這可以是智慧的來源。

拒絕治療是一種權利，要求醫療照護也是權利。自殺並不違法，雖然我們盡力預防有人這樣做。殺人或要求被殺，都不是道德或法律的權利。安樂死是用便宜行事的解決方法，來處理棘手又複雜的照護問題：照護那些依賴者、受苦者、垂死者。我們搜尋一條清楚的界線，超過這條線時就該同意：對，你的生命不值得活了。這條界線向來很武斷，而且那是個峭壁懸崖，而非一條界線。

試圖讓死亡變得輕而易舉，無可避免地會令社會上很容易提前死亡的弱勢者覺得自己沒有價值、是個累贅。沒有任何醫師專門小組或法規小冊、制衡原則，能夠預防這種基於新式社會規範而產生的無形脅迫。最前線的臨床醫師會看到這個無形脅迫的作用：病人因佔用床位而道歉、因身為累贅而道歉、因覺得自己惹人厭而道歉，於是希望自己可以一死。

我可以理解為何殺生會被塑造成一種對於機能衰退、身體折磨及心理痛苦的人道反應。但我們身為醫師，有責任幫忙把你的生活變得可以忍受。我期盼這個社會能有允許我們這樣說的價值觀和資源：「別怕，我們會照顧你，幫你減輕疼痛，見證你的痛苦。不會的，我們不會殺死你。」

微生物大戰

讀醫學院一年級時，我們有一個學期的微生物實驗課，目的是讓我們對微生物有超高的警惕。老師知道必須讓上課內容切身相關，才能使我們從移動式的微生物戰爭工具變成安全無菌的臨床醫師。她要求我們進行一個又一個實驗，而設備清單總是包括我們自己的身體。她會叫我們用手指抹過帶有糞便細菌的培養皿，然後把弄髒的手指包在六層廁紙中，再用這隻包起來的手指去壓乾淨的培養皿，然後觀察這個邪惡菌落的茂盛生長。我們也在握手之後、挖鼻孔之後，用這些「乾淨」的手來做同樣的實驗。她既不矯揉造作，也不放輕力道，她傳遞給我們的訊息是：我們就是汙水池。她要保護的是整個社群。

一九九〇年代初期有一段時間，我得了微生物恐懼症。這件事始於邁爾百貨（Myer）六樓的男士部。我讀文學院期間在那裡打工。有一天，葛安抱病來上班，她幾乎無法站起身來，但想讓我們認為她很堅忍不拔。她站在櫃台邊，在某位男士的新襯衫旁摺著面紙，而我站在她後面，靠著牆壁做白日夢。她的雙肩聳起、轉身打了一個噴嚏，直接噴到我臉上。她很高興沒有把鼻涕噴在顧客身上，然後轉回去面對顧客、把袋子拿給他，用很重的鼻音跟他說了謝謝光臨，然後用手指抹乾鼻子、又摸摸收銀台的現金抽屜。隔天，我下不了床，高燒四十度，喉嚨、肺部、肌肉都非常不舒服。醫師說我得了「真正的流行感冒」，一個星期後會「再加上細菌性肺炎」。我完全沒概念，也不想管病毒和細菌的差別，但是等我不再咳嗽時，已經變成弱不禁風的皮包骨，將近一年的時間，整個世界——那個汙水池——都讓我如臨大敵。

要染上呼吸系統或肝膽腸胃的病毒，你得讓它進入你的體內。它無法穿過皮膚；若要進入你的腸子和肺部，要經過的門戶就是你的主要公開孔洞（口、鼻、眼）的黏膜。你吸入病人呼出的氣息，就完蛋了。你摸到一個「污染物」（他們摸過的東西），再把手指放在你的一個門戶，也是會中標。有痲疹病毒的人所呼出的空氣，在此人離開房間後的兩小時內仍是受污染的。疾病管制與預防中心（The Centers for Disease Control and Prevention, CDC）建議，要與感冒的人保持六呎的距離。在隆冬尖峰時刻的火車上，試看看能否遵守這項建議吧。疾病管制與預防中心也建議，生病的人在公共場所要戴外科口罩，以便保護身邊的人，「如果受得了的話」。

前陣子我去上海，經常遇到在商店或路上戴著外科口罩的人。在某些地方，戴著外科口罩是為了過濾空氣污染，但是在亞洲各國，戴著外科口罩則是一種盡到公民義務的舉動：保護別人不被戴口罩者的病菌侵害。我每次看到有人戴口罩，都覺得一陣感激，也很好奇這種體貼又重視社群的行為會不會源自共產主義或佛教思想。在澳洲，如果你跟感冒的同事保持距離，或拒絕被生病的朋友親吻，很有可能會被認為沒禮貌甚至是偏執狂。坐在我隔壁的醫師生病了，一邊為嚴重的症狀哀聲嘆氣，一邊不停地對著我的臉吐出滿載病毒的潮濕呼氣，如果我指出她的行徑不厚道，那會是很大的冒犯。若拿一個**口罩**給她呢？那是難以言喻的無禮。

聽說最近澳洲和美國有一些富裕地區爆發痲疹和水痘，令我想起這些口罩和它們代表的意義。**該死的反疫苗人士！**我這樣想。**他們的公民義務概念到哪裡去了？**說句公道話，問題不只在於「新自由主義」的教養（一位評論家很正確地指出這點），還在於不相信權威當局。我完全贊同這些看法，但這些人就像是只會嘴砲的龐克搖滾樂手，跟否認氣候變遷的人一樣。大約五%的人可以選擇不注射痲疹疫苗，而在乖乖被戳一針的人群中尋求庇護。水痘的相對數字是一〇%，如果超過這個數字，就會有大爆發的風險。有鑑於此，拒絕注射疫苗並非知識分子的勇氣，而是自命不凡，是嚴重不懂禮貌，而我們其餘的人則是很有禮貌地包容他們的立場。

假使我們面對的大爆發是令人聞風喪膽的病毒，諸如伊波拉病毒或茲卡病毒，我們就不太可能那麼隨和了。拒絕執行讓社會大眾免受頭條恐懼侵害的措施，不會被說成「非主流」或「選擇的自由」。涉及公共衛生的時候，個人就是公共。柏拉圖說過，為了擁有「健康」的城市，大家必須表現出身為彼此的夥伴和幫助者，而另一種選項則是注定毀滅的「發燒」城市：裡面的每個人都只顧自己。

上個週末，有位專科住院醫師來上班時，不但咳嗽還狂流鼻水。我建議他回家休息，他無所謂地聳聳肩。「我還好，而且沒有人可以頂替我。」麥爾坎．葛拉威爾（Malcolm Gladwell）寫到，當風險很高時，客氣可能對社會有害，那是懦弱所偽裝的。在某些狀況下，你只能忍受粗魯無禮帶來的不舒服。我思考了各種選項（我們已經不足一位專科住院醫師，而診間擠滿了病人），請這位專科住院醫師稍候一分鐘，然後走到庫房，拿了一個口罩回來。儘管感到一陣內疚，我還是拿出口罩，說：「我很佩服你的盡忠職守，但我希望你盡快離開這裡；你還在這裡的時候，必須戴上這個。」

嚴重的流感

如果你任職於公立醫院，就會知道冬天將帶來人滿為患的病房、醫療人力的短缺，還有感染管制小組的奪命連環扣，直到你最後現身接受流感疫苗注射。這個方案的目的是避免我們把感冒傳染給病人。我很慚愧，在當實習醫師的那一年，我逃避了這個注射。我剛好聽到資深的專科住院醫師拒絕接受注射，她避開到處遊走的流感疫苗護理師，推說自己剛好感冒、很擔心注射疫苗會得到格林—巴利症候群（Guillain-Barré syndrome）。比起流感，我更害怕格林—巴利症候群，所以我整個冬天都在躲那些疫苗注射護理師。

假使我花一些力氣，實際查詢格林—巴利症候群的風險，就會發現這種病根本少之又少，而且經常是真正的感冒的併發症。但很有意思的是，可怕的謠傳或一知半解的看法竟輕而易舉地戰勝邏輯、科學及常識。我曾和一位專科醫師共用辦公室，他面對所有醫療事務時都是頑固的實證主義者，唯獨拒絕讓他的孩子接受疫苗注射、不吃微波加熱的食物，而且他相信自己擺在檔案櫃上的一盆植物，正在吸收我們電腦的有害電磁幅射物。當涉及自我保護的時候，人類這種動物似乎特別容易接受不可思議的想法。

今年流感季的災情嚴重，病房裡住滿了A型流感的病人，他們惱怒地說：「我明明**打過**流感疫苗了！」並不是因為今年的菌株特別狠毒，主要是因為今年的疫苗未能完全覆蓋後來大流行的A型流感主要菌株：一種很難在實驗室裡生長、比較容易發生「抗原漂變」(antigenic drift)，也比較會影響老人和幼童的類型（H_3）。

要決定把哪三種或四種菌株納入每一年的疫苗中，這項預測工作需要全世界大規模的努力，而且相當困難，因為流行的菌株經常改變。最後的病毒競爭者會在世界衛生組織每半年一次的大會中，由來自世界各地的科學家進行挑選，這些科學家會分享在全世界持續監測盛行的流感菌株所收集到的數據資料。例如，納入二〇一八年澳洲疫苗的菌株是在二〇一七年九月決定的，因為獲發許可的製藥公司需要大約六個月的時間，才能使疫苗從預測進展到注射筒。

流感疫苗要在受精的雞蛋裡製作，每年都會用到好幾億個雞蛋。

這些雞蛋要先感染流感病毒，再經過幾天的培養，讓裡面長滿病毒粒子（就像是冬天擁擠的火車）。然後雞蛋裡的液體會被抽出，將病毒減毒，提取出病毒的抗原，放進注射劑裡。我們注射疫苗時，免疫系統會製造這個病毒抗原的抗體，所以如果被那個特定的流感菌株侵襲，就可以在它害我們病得下不了床之前將之殲滅。通常疫苗的成功率會有五〇%，考量各方面的因素，這種成效算是相當不錯。

初次聽到這整個合作過程時，我認為是個毫無疑問的大好消息。我想像有一群同事齊聚在世界衛生組織溫暖的研究室中，彼此分享記錄，預測流感類型，而且密切關注禽鳥和豬隻身上有哪些流感菌株，可能會忽然傳給人類而導致大流行。流行病（或某個傳染病在全世界大爆發）就發生在我們的免疫系統不曾接觸過的病毒開始大肆傳播的時候。過去四百五十年來，每隔幾十年就會有流行性感冒的大規模疫情。一九一八至一九一九年間的西班牙流感，導致全世界三分之一的人口被感染，數千萬人因而喪生。

要防止世界發生大災難，每個人都要運用在幼稚園學到的社交技能：合作、誠實、願意分享。但是連幼童都知道，我們做到這幾件事的能力會因為某些因素而受阻：飢餓、恐懼、貧窮，或是賺進大筆金錢的前景。

目前全世界每年能夠製造出幾億個流感疫苗，而總人口數則是七十五億。如果有需要一種預防流行病的疫苗，哪些人會得到這層保護呢？

世界衛生組織上一次實際公布有流感大範圍流行，是為了回應二○○九年的A型流感（H_1N_1）或「豬流感」的爆發。所幸這個病毒後來遠不如大家原本擔心的那麼致命。不過，世界衛生組織的公布，造成世界各個（富有）國家的政府自動預簽合約，大量收購疫苗和抗病毒藥物，花費了數十億公衛經費。後來大家才發現，有些為世界衛生組織擔任顧問的專家，收受了從這個決定獲益的製藥公司（製造疫苗和抗病毒療法的公司）的贊助。此外，抗病毒治療藥物的藥效，在製藥公司的試驗中被誇大了，而且這些藥物跟疫苗不一樣，在疫情大流行時的助益並不明確。世界衛生組織不久前剛把主要藥物（奧司他韋〔oseltamivir〕，也就是克流感〔Tamiflu〕）從必要藥品列表中刪除，但是在此之前，這種藥已經為羅氏藥廠帶來一百八十億美元的銷售成績，其中有一半來自政府的儲備動作。

追逐利潤者會試圖影響和誤導政府與國際組織的行動，這是公認的事。（想想煤炭和菸草的例子吧。）在一些具有世界級重要性的事務上，企業滲透、夥伴關係或「市場導向的解決方案」可能引發的利益衝突——無論是否公開宣布——都有可能釀成重大災情。警覺是不可或缺的，因為談到公共衛生時，相信大企業會自願放棄利潤來救人，就像檔案櫃上美觀的植物一樣，只是個不可思議的想法。

體制

為暴風雨做好準備
社會安全網
牙痛
找麻煩
注意缺口
美式醫療照護
醫學的火星任務
最後的手段
某些時日

為暴風雨做好準備

我不喜歡熱天氣。這輩子我一直想要搬到國外住。小時候我最想去的地方是格陵蘭，然後是阿拉斯加、冰島、荷伯特（Hobart）。最近十年，我最想搬去倫敦，灰濛濛的天空、沒完沒了的毛毛細雨，據說是這樣。所以我前一陣子搭飛機前往那裡時，行李打包了雨傘、手套及夾克，結果卻在一波反常的熱浪中抵達。

倫敦本身沒有準備好。計程車司機大崩潰；旅館冷氣一開始試用就故障了；街上的行人變成凋萎的粉紅色團塊。火車站裡不斷送出親切的女性電子語音，警告旅客要攜帶瓶裝水，也叫我們不要因為覺得受不了而按下緊急停止鈕，並說明萬一我們被困在倫敦地底下一哩處，根本不可能提供救援。就算我想要遵照她的指令——基於她客氣的表達和清楚的邏輯，我是願意遵守——月台上的自動販賣機卻挑釁地展示裡面根本空無一物。沒有準備好，大家都一樣。我很好奇，未來的孩子是否會吟唱全球暖化的童謠，述說著安撫人心卻毫無用處的健康提示，相當於在我們都倒下之前，口袋裡裝滿花朵。[1] 我很好奇，原本就勉強運作的國民保健署（NHS）醫院，要如何容納無可避免的大量奄奄一息和失去健康的病患。

大部分的工作都會有間歇性的工作量爆增。我曾有幾年的時間在賽馬會擔任收銀員，馬匹出閘前的幾秒鐘就是工作量爆增的時刻。在邁爾百貨公司男士部，聖誕節前夕和節禮日（Boxing Day）就會工作量爆增。擔任女服務生時，每個夜晚都是尖峰時段，整屋子的人都在同一個時間又餓又渴、需要更多麵包。刊物發行前一天、登機前幾分鐘、戲院的鐘聲響。工作人員辛勤地為我們最後一刻的衝刺提供服務。在醫院，擁擠的人群視天氣而定：熱浪期間會有一波，然後就是冬季的三個月。

今年冬天我大多都在病房裡，像超級馬拉松一般連續應付肺炎、胃病、吸毒過量及流感。而且就跟任何一間醫院的冬季一樣，我們的東西永遠不夠用。病床不足、人力不夠，成了一週接著一週的節禮日人潮。百貨公司會為了預備聖誕季人潮而派出四倍的人力，但要展示一群各式各樣訓練有素又包含多種學科背景的人力，是很困難的事，

[1] 譯註：「我們都倒下」和「口袋裡裝滿花朵」是童謠〈編玫瑰花環〉（Ring a Ring o' Roses）裡的歌詞，這首歌的內容可能與倫敦一六六五年的大瘟疫有關，那場黑死病導致英國一五％的人口死亡。

更別想在經費緊縮而原本就要塞爆的機構中再多提供三十張病床。管理部門盡力了。他們幻想用某些方法來**增加效率、減少浪費、讓人流達到最大值**。他們設計了草案、「傾注全力的目標」，以及關鍵績效指標。冬日的擁擠人潮最能令他們亢奮起來。

在冬季人滿為患的病房裡，每個臨床醫師都持續處在幫更多病人挪出床位的壓力下，同時應付他們已經開始治療的各個病人的需求、體制的需求、擠滿急診走道而即將成為住院病人的需求。決定某個病人的情形夠好、可以出院回家，這是一種病人與醫師之間的協商。有些人希望點滴一打完就可以回到家中的床上；有些人希望住到自己完全恢復，有辦法繞著街道跑一圈。醫師們則各有不同的容許風險能力。美國的醫院會叫無法付費的病人回家。因為醫院需要床位而叫病人早於你希望的時間出院回家，或是因為住院日數（length of stay, LOS）是一種關鍵績效指標而且你受到監視，這兩者之間有什麼分別嗎？

醫院的床位就像是餐廳裡的桌位，如果每張桌子每天晚上可以讓三組客人坐下用餐然後被送走，你就可以供餐給三倍的客人而產生更多收入，但是服務生就不會跟客人閒話家常了。把醫師跟病人聊天的時間拿掉，你也可以聘用技術員來做這些工作。醫師可以像放射師那樣，根據技術員收集到的數據資料，從家裡做診斷；對了，電子語音甚至可以把預錄的治療建議傳送給病人。「Siri，把肺炎相關內容播給她聽吧。」

要縮短病人的住院日數，有一些合情合理又人道的方法：別讓你照顧的病人受到傷害；定時重複檢查；提早出院後幾天內進行居家訪視；幫他們找到住處。但我還是認為，一定會有某個時間點，你以自己被賦予的資源盡了最大的努力。講出這件事不只是浪費力氣，還會被視為發牢騷。我們被要求卯足全力、找到新方法來縮減開支、「為暴風雨做好準備」——某位經理人的說法。他指的不是明年冬季，而是將來會有更多的病人、更少的財源。

幾個星期前，我和一群人來到一個寬敞又歡樂的場所，在場人士包括三個政黨的領導者，藍、紅、綠都有。[2] 當我和三位領導者分別短暫交談時，他們都提到肥胖症這個流行病。開徵糖稅嗎？其中兩個人琢磨著。以現金為誘因嗎？第三個人若有所思地說。我讓他們失望了。針對這個生理—心理—社會—消費者的大災難，我無法提供簡潔有力又容易了解的解決方法。但我想像自己處於他們的位置，這些人不該是為暴風雨做好準備，而是要改變天氣。就像我哥哥會這樣說：**那樣**有多酷啊？

要改變天氣、預防暴風雨來襲——每個從事醫療保健工作的人

[2] 譯註：三種顏色分別代表澳洲自由黨、澳洲工黨、澳洲綠黨。

都懂——就需要一種巨大的體制改造：社區和醫院照護工作的整合、健全的生理─心理─社會的社區服務、嚴謹且具顛覆性的疾病預防策略。正如要止住真正的氣候變遷一樣，這項工作會愈來愈難以想像，因為我們的政府退縮、分裂、缺乏膽識，而企業則激烈地捍衛利益。自行關注氣象預報，準備好自己的用水和防水帆布；急難事件發生時，請排隊等候。

社會安全網

我的作家朋友們都說：「妳太幸運了，擁有一份真正的工作，在現實世界裡具有真實的影響力。」他們帶著存在主義式的嘆息說這些話。「**妳**真的是在**幫助**人。」我通常只是點點頭，因為反駁的想法太多了，不說也罷。

有時我會退回到逃離一切的夢境，逃到一個像是緬因州冬季的鄉間，坐在屋裡的柴火堆旁，觀看土狼鑽進雪地追逐老鼠。住在森林深處，身邊什麼都沒有，沒有旁人，也沒有別的地方。我真想被冰雪困住，可以待一大段時間。

大學時期我有一個朋友，她後來丟下一切、投入加爾默羅修會（Carmelites）。前一分鐘還是個素食主義畫家，後一分鐘卻加入了一種封閉的教團：與世隔絕、緘默無聲、整日閱讀。我不信教，但我覺得這幾乎像冰天雪地一樣棒。

幾年前我搬了家，隔壁的新鄰居是幾位修女，她們跟我那個朋友不一樣。她們穿著正常的服裝，在婦女收容所和救濟處工作，也支持難民。她們成立服務中心、安排醫療預約工作，還安慰孑然一身的垂死者。她們清早出門——我從書房的窗戶看著她們——拼命工作到晚。

不動產經紀人第一次帶我參觀這間未來的住所時，我就遇到愛格妮絲修女了。我跟愛格妮絲說我是醫生，她就抓著我的上臂、開懷大笑地說：「感謝**上帝**。」

競價日當天，街上擠滿了人，好像有節慶活動一樣。幾位修女就坐在客廳，手牽著手禱告，希望我勝出。

她們的修會以前也住在我這間房子，修女們會穿過籬笆上的一扇門，在兩個房子之間走動。後來她們開始凋零，就像瀕臨絕種的鳥類。僅存的少數幾位——愛格妮絲修女、馬利亞修女、克莉絲汀娜修女——都八十幾歲了。或許她們過世後，會有另一位醫師住進她們的地方。

有一天我在街上巧遇愛格妮絲修女，她看起來好像快哭了，我問她最近還好嗎，因為我想起馬利亞的關節不好、克莉絲汀娜有心臟病。「他們刪除了迎賓之家的經費。」愛格妮絲說。聖馬利亞迎賓之家是給無家者、迷失者、精神混亂者聚集的地方，從一九五九年開始，就在墨爾本郊區的費茲羅伊（Fitzroy）營運至今。迎賓之家供應餐食、淋浴、陪伴及協助，給數百個在社會邊緣生活的人，這些人被排除在其他的服務之外，或是無法使用那些服務。迎賓之家沒有入選標準，入住不必填表申請，也不透過自動電話語音服務來洽談，就是一個歡迎所有人的家。「他們要到哪裡去呢？」愛格妮絲說道，雙手掩著嘴巴。我站在那裡，想到雪地和與世隔絕的修會，我知道這些人會到哪裡去：醫院。

在公立醫院任職，需要用到大量的否認、壓抑、酒精，或繁複扭曲的自圓其說，才有辦法對劣質的公共政策保持冷靜。醫院是社會的安全網，而且位於真實的世界裡。如果你沒地方睡覺，沒有鞋子好讓雙腳不被割傷而受到感染，沒有食物和藥品，沒有人扶你上廁所；或者如果你想去死，且從各種社區資源之間的缺口往下掉落，那麼偉大崇高又古老的公立醫院就會收容你。

最近我照顧一位得到肺炎的年輕女性，她住在自己的車子上，全身傷痕累累。她住在前一個婦女收容所時，錢包和大部分的衣物都被偷了。她被列在多年來一直急迫候補公共住屋的名單上。她一邊乾咳，一邊說：「我可能得回家去。」

我曾去參觀那些修女為了被丈夫逐出家門的女性——或一再被丈夫踹在臉上——所設立的祕密家園，那是一間通風採光均佳的房子，裡面滿是婦女和兒童，在公用廚房裡邊煮飯邊唱歌。那裡有一個花園和一座大型鳥舍，整個房舍安全地座落在一大堵磚牆的後面，經費並不仰賴政府的贊助。

全民醫療保險無法永續；福利事業無法永續；教育無法永續。我們老是聽到這類的說法。社區服務被大幅削減，彷彿是收割時節。許多針對特定群體的具體需求而生的社福機構，正面臨被關閉、招標，以及併入大型私人公司裡，由這些公司更有效率地「遞送服務」。表面看來，為了「我們的」兒女和子孫的未來，「我們」必須做這些犧牲。

家父最常說的話是：「管你去死，我沒事。」當路上有人搶道，或我和哥哥偷吃了最後一包餅乾時，他就會這樣說。這句話適切地總結了近年來政府的社會政策。你甚至可以想像鋼鐵人臉上掛著「開個玩笑嘛」的笑容，一連重複唸了三次，而梳著髮髻、塗著血紅唇色的政府發言人女士則是在那邊點頭，模仿柴契爾夫人的樣子。

小政府。個人責任。姑且一試。反對經營不善的政府單位。我開始想到，政治保守分子的基礎就是認定每個人都跟他一樣。他們彷彿認為，蹲在街角、兩膝間放一頂帽子行乞之人，只要真的願意就可以站起身來、把一頭亂髮上的油漬和幻覺梳掉，然後競選議員。

這種信仰體系裡面缺了某樣東西。或許是產生同理心所需要的那種想像力，還有歷史知識。我們這個富裕的國家，正一步步走向魯莽躁進的不公不義。

醫院和醫師都很擅長治療生病的器官，但我們現在得花費數量爆增的時間，試著拼湊修補社會災難而力不從心。街上價值四萬元的破口，變成了醫院裡好幾百萬元的支出。

我走出家門，騎車去上班，在醫院裡不會有時間做白日夢。等我回到家，我打算問問愛格妮絲是否曾經夢到遍地的白雪。

牙痛

我們用很多時間排隊：大家排隊等候紅極一時的拉麵攤裡的座位、排隊索取微薄的政府補助金，或是排隊購買打折的 LV 包包。每天從早到晚都有很多人在醫院急診處外等候治療。我們付出自己的時間和舒適，換得我們需要或真心想要的東西。你愈是年長和富有，期待輪到自己而浪擲的時間就愈少。

讀小學時，我花了極多時間在自己不想要的事情上：接種疫苗、寄生蟲檢查、牙醫車上的檢查。

澳大利亞聯邦撥款贊助的牙醫車，每年都會來我們學校幾次，經辦人是一位脾氣急躁的實習牙醫和他的女助手，車上會有一個孩童躺在檢查椅上張開嘴巴，另一個孩童則坐在旁邊的椅子上等候。我在那輛牙醫車上吃了不少苦。有一次，那位牙醫師不相信他巨大的針頭並未令他正在鑽除的牙齒麻痺，就厲聲大吼叫我不要再往下滑試圖逃脫。我在等待他們治療我的同學派崔克時，體驗到最難以忘懷的痛苦。派崔克只在那裡坐了幾分鐘，牙醫助手就問他的牙刷是什麼顏色，他回答黃色，牙醫助手譏諷地說：「這樣喔？太驚奇了，你竟然記得！你應該知道你的口臭太恐怖了，害牙醫師必須戴著**口罩**吧？」

這輛牙醫車的工作人員絲毫不費力掩飾他們對這份工作的厭惡。他們被載到公路幹道旁的住宅區，時間緊迫，空間狹窄，而他們年輕得離譜且完全不受監督，又沒有半個家長會感謝他們。但他們必須向某人學習，或許也要向那些除了受一點苦之外毫無付費方法的人學習。所以我們很幸運，假使我早出生個幾十年，可能被拔掉許多牙，並被換成一套「維護需求低」的「無菌」假牙了；就算不是免費獲贈，也可能會是二十一歲的生日禮物或「牙齒嫁妝」（以免日後妻子的牙齒害你傾家蕩產）。在我與那輛不太有愛心的牙醫車接觸的年代，澳洲六十五歲以上的國民，有六〇%的男性和七〇%的女性過著無齒的生活，也就是完全沒有半顆牙齒。

當時的澳洲不像現在有政府付費的牙醫服務，那輛牙醫車就像是打折降價的LV包包那麼豪華。就算你很窮，還是可以得到免費的牙科治療，但是要等候**七年**之久。我們或許會受到些微的折磨，並且偶爾被人羞辱，但那輛牙醫車免除了許多日後的麻煩。

現在已經很少人拔除全口牙齒，會這樣做的通常都是自己要求的。當你需要排隊等候七年卻牙痛難耐，會要求「明確」的治療實在不足為奇。澳洲的牙醫師只有一四%在公立機構服務，我從來沒遇過這些牙醫師，但如果他們永遠都是脾氣不好，我也完全可以理解。把牙科的照護排除在全民醫療保險之外，是牙醫師公會所支持的，他們擔心政府出資就會帶來政府的控制。哪個行業會做這種選擇，而捨棄自由市場上唾手可得的財富呢？

我的兩個女兒都在去年裝了矯正牙套，其中一個女兒因為吸吮拇指的習慣很嚴重而導致門牙非常凸出，另一個女兒則是兩顆門牙輕微重疊。她們去看牙齒矯正醫師——他擁有光亮潔白的辦公室、吸引力爆表的助手，以及精美優雅的鞋子——他建議了矯正牙套和三年付款計畫。牙套害她們痛了幾天，之後並沒有造成什麼大問題，但她們這星期做完檢查回到家時，小小的臉頰像花栗鼠一樣腫。現在她們的牙齒非常整齊，所以我原本期望牙醫師會宣布她們不必繼續戴牙套了。不過他還是嵌入了看起來很古老的厚重彈簧：我顯然忘了治療裡的這個表訂部分。兩個女兒用命令的語氣告訴我，彈簧是「矯正過度咬合」所必需的。她們發現我露出懷疑的表情，便告訴我——非常天真無邪地——假使她們沒有把這個輕微的異常處理好，日後可能會需要接受「正顎手術」。然後她們也不吃晚餐，就悲悲慘慘地上床睡覺了。

我還是小女孩時留下的恐懼記憶太強烈了，實在無法堅持要女兒學習與齙牙共存。牙齒畸形已經變成一種代表貧窮的強力符號，以及一長串缺乏正當理由的假設，我對此感到遺憾，但並不打算用自己的孩子來抗議。然而，真的要把整排下顎向前推、讓幾個看起來完全沒問題的十二歲孩子承受那樣的痛苦嗎？我需要有證據，證明這樣的介入可防止嚴重的長期健康問題。因此在罪惡感和矛盾的壓力下，我花了一整個夜晚翻查牙醫期刊，都沒有找到讓我臉上懷疑的表情消逝的理由。根本沒有證據指出「咬合不正」會影響「咀嚼器官」的健康，除非過度咬合會「造成創傷」、門牙會自殘，或牙齒受到嚴重的影響。研究結果甚至沒有證明，牙齒不整齊會對情緒有任何不良影響。

我們小學時所受的苦拯救了我們的牙齒，也為那一代的牙醫師提供了密集的訓練。我女兒的痛苦則毫無益處，只帶給她們一則完美咬合的神話。在牙醫診療花費甚鉅的國家，如果父母能負擔的話，孩子是很幸運的。面對牙齒矯正這件事，父母應該確實問清楚自己掏錢買來的究竟是什麼。

找麻煩

我把乳房攝影排檢單摺起來、塞進手提包的側邊口袋，已經兩年了。步入四十歲時，我的全科醫師拿了這張單子給我，跟我說是該開始接受篩檢了。我把單子放進手提包，大部分時間都忘了它的存在，每當它從一團收據中浮現時，我就覺得稍微有點焦慮。**我要快點去做，**我會這樣想。就這麼辦。偶爾在夜深人靜時，我會有點擔心：**或許我身上某處有惡性腫瘤，正在默默地長大，等著要闖入我的血液裡，然後轉移到骨骼、肝臟和肺臟。**我得去做乳房攝影了。然後我就睡著了。所以當我開始看到主要的醫學期刊報導說，大規模篩檢乳癌會弊多於利，我真是鬆了一口氣。我解脫了！

篩檢是醫師為健康的人、為沒有症狀或生病跡象的人做的事。目的是早點發現疾病以便治療，以避免死亡或衰弱。好的篩檢結果很難不令我們安心。我們接受皮膚癌、子宮頸癌、乳癌、腸癌、攝護腺癌的篩檢，也接受糖尿病、骨質疏鬆、高血壓、膽固醇的篩檢。新生兒要接受苯丙酮尿症、囊腫性纖維化、甲狀腺機能低下症的篩檢。還有人呼籲要為大眾進行失智症、糖尿病前期、肥胖症的篩檢。我每年都去看皮膚科醫師，請她檢查我的皮膚是否有黑色素瘤，當我毫無問題地走出她的辦公室時，會有再次逃過一劫而放下心中大石的感受。不幸的是，這並非檢測皮膚癌的最佳途徑，最佳做法是認識自己的皮膚、時時留心觀察是否有異狀。對雀斑很多的人來說，這種主張就很可笑了。

某些形式的一般民眾篩檢，好處似乎很明確。新生兒的篩檢幾乎不會造成傷害，又可拯救生命。篩檢「早期失智症」或許就是個餿主意，畢竟萬一醫師發現異狀，你除了為將來擔驚受怕也一籌莫展，還會看著家人質疑你的各項決定、開始用很慢的速度跟你講話。被人搜查你有什麼疾病，可能會對你造成傷害。

在澳洲，每年有超過三千人死於晚期攝護腺癌。然而，很高比例的長壽男性去世時，攝護腺中有惡性腫瘤，它既無症狀也未導致當事人失去生命。在包括澳洲的大部分國家裡，公衛組織已不再建議為無症狀者進行大規模篩檢（使用攝護腺特異性抗原〔PSA〕做血液檢測），因為這種檢查一再被證實，對健康者造成的傷害遠大於對「得病者」的助益。各個數據資料或有不同，但最正面的數字顯示，每一千人接受檢測十年，可以預防兩個人死於攝護腺癌、預防兩個人得到蔓延全身的癌症、導致八十七個人因為偽陽性而做切片、導致二十八個人被診斷出罹患終身不會造成傷害的癌症、令二十五個人不必要地將攝護線切除或做放射治療。

沒有攝護腺仍可以活下來。如果你告訴人們，他們某個不需要的器官有癌症，大部分的人會選擇將之切除，而問題是切除攝護腺會導致許多男性陽萎或尿失禁，甚至兩者兼有。一位八十歲的男性在我的診間哭了出來。「他們沒跟我說會發生這種事。」他說道，而且厭惡地瞧不起自己。「現在我像個廢人，活著要做什麼呢？」在你去做這種簡單、無痛又免費的血液檢測之前，你得先認知事實：你變成陽萎的可能性，比救自己一命的可能性還高十倍。

二〇一四年，瑞士醫學委員會建議停止瑞士的乳癌篩檢計畫，這個決定是基於美國的數據資料顯示，要救回一個生命（接受篩檢女性人數的千分之一），就要有七十到一百位接受篩檢的女性進行不必要的切片、三到十四位女性接受不必要的手術、放射線或化學治療。這份建議引起一片譁然：它違反了國際上的共識準則；可能「令女性很苦惱」。

巡迴健檢車開始出現在澳洲各地，他們在各個教堂與退伍軍人俱樂部巡迴，設立類似女童軍餅乾義賣店的一日服務站，發送大量廣告，引用諸如「八〇%的中風可以預防」的統計數字。沒錯，但預防中風是要藉由運動和不抽菸，而非透過付錢給私人公司，在教堂停車場上的健檢車裡做一次心電圖和一次頸動脈都卜勒超音波。在美國，這些健檢公司和私立醫院合作，由醫院冠名並出示商標來得到認可。當檢查結果發現異常時，你就會被指引到醫院，這間醫院會幫你做某些事情來獲利：更高級的檢查、預約門診、各種介入、多項治療。這有可能會（也可能不會）遏阻醫師告訴你以下的實情：你應該回家去，離那些私人公司經營的巡迴健檢車遠一點。

我們很容易說服大家相信檢查是好事，但有誰知道在不知不覺間，可能對你的身體造成什麼不良影響？疾病篩檢並不如表面看來的那麼被動或完全無害。有些篩檢會給人一種安全感，那可能是虛假的；有些篩檢可能會使你受到傷害，也有些篩檢會救人一命。在你同意接受任何篩檢之前，請記得詢問：根據你特有的疾病史，會有哪些好處和風險？假如你長年報名參加，等著知道自己會不會是千分之一的個案，你可能會損失什麼？

注意缺口

從二〇一五年四月一日開始，私人醫療保險津貼將調高平均六．二％，該消息發布前的一個星期，我和大約二百位醫師一起聽著本院每週一次的全體教學演講。每個人都聚集在演講廳，把中餐堆放在盤子上，聆聽這個通常只對內開放的演講。這場教學演講的主題是植入式心律去顫器（ICD），那是一種置放在病人胸腔裡的小盒子，連線到無法正確運作的心臟。當心臟開始震顫而不是送血時，這個裝置會發出一種巨大的電擊，讓心臟恢復節奏，就像隨身攜帶一組迷你的心肺復甦團隊在皮下一樣。我在實習醫師時期照顧過一個病人，他的植入式心律去顫器開始原因不明的重複啟動，他說那種感覺就像是被一匹馬踢踹胸口，而且一再重複。即使我們把那個裝置關掉，他仍躺在病床上動也不動，凝視著自己的身體，彷彿希望能夠從中脫離，逃得愈遠愈好。

在演講當中，心臟科醫師稍微提到，公立醫院以大約一萬二千澳元向製造商購買標準的植入式心律去顫器裝置，而私立醫院卻付費高達四萬五千元。大家都沒有反應，只是繼續聽、繼續吃，絲毫不因為又有證據顯示雙重體制的瘋狂而受到任何影響。老實說，我們並不是那麼在乎那些公司對私立醫院收取多少費用，那是他們的自由市場。當我聽說私人保險津貼要提高到通貨膨脹率的三倍，我也不感到意外。

身為一個領公立醫院薪水的醫師，我很少想到私立醫療體系，除非有病人因為病情太嚴重而無法在私立醫院治療，或是手術出了大錯而被轉到我們這裡來。另一種情形則很罕見，就是病人要求轉到私立醫院。我有一個病人保了全險，她的髖骨骨折後就要求到私立醫院復健，但她的保險金規定她必須先在急性病房住七天，之後才會給付最多兩週的私人復健療程，不管她實際的需要如何。我開始納悶：撇開全民醫療保險不包含的服務（如牙齒照護）不談，我們為何要有與全民健康照護體系重疊的私人保險呢？

我問遍了身邊的人，而這群公立醫院醫師能給出的最佳答案就是：私人醫療保險代表你要做非急需手術時可以少等幾個月、會有自己專屬的病房，還能選擇你要的醫師。私人保險不會給付所有的「缺口」，亦即有時醫師會在我們所謂的「私人區」（Private Land），恣意揮霍地在全民醫療保險規定的價格上加價。於是你可能會為了有幸得到一個私人的臀部或寶寶而花費好幾千澳元。

經濟合作暨發展組織（OECD）有一份探討澳洲健康保險的工作報告，上面提到：「在具有高額私人保健給付的國家中，澳洲是一個很吸引人的個案。」正如我們在全體教學演講中所習得的，很吸引人的個案通常都病入膏肓了。私人保險看似減輕公立體系的壓力，並且有助於全民醫療保險的「永續性」。醫療保險公司創造出高額的獲利（平均毛利是一三．六％），但也有高得嚇人的行政成本——遠高於全民醫療保險——因而瓜分了這些獲利。政府必須勸誘人民支付這筆費用：如果你沒有私人保險，就要罰款和徵稅，而這些費用高達三〇％會由政府補助。這些保險補助金現在每年吃掉六十億以上的稅金，而且這個數字還會攀升。這個體制是一種把經費流向最富裕的家戶中的高招。

我們被導引相信某些事，但澳洲和世界各國都有證據指出，私人醫療照護會造成醫療支出的增加（由於破壞了集中管理的成本控制），也導致公立醫院手術（尤其是緊急手術）的等候時間更久：部分原因是公立醫院必須為人力競爭，而醫師在私立醫院的收入**高出許多**；還有一部分是因為「過度服務」有意願接受的顧客。即使大約五〇％的國民擁有私人保險給付，但對於公立醫院服務的人均需求卻只有微乎其微的改變。當我們真的生病時，會比較想以公民而非客戶的身分來接受治療。

從私人保險獲利的主要行業，是兜售保險的公司及私立醫療院所，兩者都有強大的遊說團體。如果擁有私人保險的病人來到公立醫院，他們可以選擇註記為私人保險病患，這通常就等於久旱逢甘霖般的慈善捐款。你會得到與公立醫院病患相同的治療，儘管有一家保險公司負責支付你的一部分照護費用。保險與私立醫院行業的說客指控，財政困難的公立醫院逼迫病患捐出保險金，他們說這個做法讓公立醫院病患「被困在非急需手術的等候名單上」，令他們萬分困擾。他們建議政府緊急創造激勵措施，讓公立醫院把更多有保險的病人轉到「私人區」，最好是把單純、可獲利的病人轉過去。替代性的解決辦法——停止「激勵」任何私人體制，以及直接撥款給更多公立醫院活動——還難以想像。

納稅人提供給私人保險公司的巨額支撐，從公立體系分走了可觀的經費。數十億稅款被用來幫助前五〇％的有錢人選擇昂貴的手術和單人病房、迅速取得非急需的治療程序。這就是政府現在願意支持的唯一一種「插隊」。

美式醫療照護

現在是二〇一三年底，再過幾個月全世界都將屏息以待，因為美國有少數幾位眾議員不希望國家提供健康保險給四千七百萬個沒有保險的公民。我正在美國南方，跟一位參議員的幕僚長喝啤酒，他試著向我解釋歐巴馬健保（Obamacare）為何那麼爛。此事關係著財政赤字、賦稅與小型企業，我不是完全理解，即使他給我看筆記型電腦上一幅漂亮的圓形圖，我也不太懂。我對他的用心和我的失敗感到尷尬，一直想告訴他：「可以了，省點力氣吧，你試圖說服的是個無名小卒。」

我好幾天都在市區的一間以改革創新聞名的大學醫院裡，練習「責任制醫療照護」。他們擁有的並非醫師、護理師和病患，而是團隊、「回饋」及成果。這是未來的方式；他們希望運用到現在，因為我們顯然有一個難以永續的體制。走進大廳，你就像身處五星級酒店：拋光的實木、夠深的皮沙發，每個表面都設計得賞心悅目。

夜班同仁在病房的茶水間與日班同仁交班，這個茶水間看起來就像澳洲的下午茶餐廳，但是整齊排列著許多馬克杯，而水槽上方沒有標示警語「令堂不在這裡上班，請自行洗淨用過的馬克杯」。裡面還有很多白板，上面貼著流程圖和激勵小語，是那些轉型擔任經理人的臨床醫師所寫的。有一件黑色圓領衫從腋下處釘在軟木公布欄上，正面秀出綠色的大字：請幫助崔特換肺！旁邊的廣告單上說明：崔特今年十九歲，有囊腫性纖維化，希望募得五萬美元以接受肺臟移植。請購買一件十元的圓領衫，順手幫幫忙！

夜間工作很吃重，但夜班同仁都不准使用負面字眼，連「很忙」也不准講。他們都像廣告單上那樣微笑著，都說輪夜班「很積極正面」、「具有挑戰性」。醫護人員下班離開前，必須在其中一幅白板上列出團隊打造的本日目標，他們想出「歡喜心，認真做」和「齊心協力」這樣的標語，最後選定的是「散播好消息」。

巡房前我們在走道上集合，一位醫師接到一通電話，然後向大家宣布：「她在路上，快到了。」「誰？」我問。「社工師，我們要等她來才能開始。」在澳洲，社工根本不會一起巡房，他們幾乎沒有夠用的時間，因為要安排所有的喘息服務與住宿式照護、家庭會議、急難資助及居家協助。

社工到了，我們擠在第一位病人的門口。這位病人正在肺炎發作之後的恢復期，醫師認為他需要復健幾週才夠力氣出院回家。社工師拿著筆記板，一個箭步向前：「很遺憾，D先生的保險不給付復健。」醫師轉身面向病人。「很遺憾，你的保險沒有給付復健的費用，所以必須直接出院回家。請小心慢走，一週後找你的家庭醫師回診。」D先生點點頭，我們繼續看病人。

第二位病人正準備出院，社工請醫師把X藥換成Y藥，因為保險公司不給付X藥。醫師就把X藥換成Y藥。再下一位病人是領福利金的，他被告知需要再住院兩天，用抗生素治療感染的攝護腺。他要求回家：「醫師，拜託你，我每天得自付二百五十美元，我付不起。」醫師說他愛莫能助，社工師則不發一語。

下班後，我開車進城，看到好幾十個衣著年輕的黑人圍在各大貧民救濟站旁、聚在各個停車場，他們都把被褥放在不遠處。我看到一個女人帶著嬰兒，用被子裹住，躺在一棵瘦骨嶙峋的樹下，旁邊就是一堆男人和他們的衣物。我整天都沒吃飯，忽然覺得一陣頭暈。我在一間空蕩蕩的小餐館點了一杯奶昔，意想不到的好喝：巧克力冰淇淋夠柔軟，可以通過吸管。

我駛進通往市郊住宅區的壅塞車陣中；街道變得比較安靜、翠綠又寬敞。我參加一間豪宅裡的晚宴，我們大多是醫師，一起喝紅酒、吃牛排。我們的孩子手上拿著盛裝自家檸檬水的杯子，在街上閒晃。我跟一位醫師聊了起來。他實際上對誰負責呢？他如何處理醫療保險的難題？假使病人付不出錢該怎麼辦？他對我語帶保留。「噢，我們不介入那些面向……醫院會跟他們面談，把事情搞定。」跟他們面談？談什麼？「嗯，就是幫他們計算資產……」我瞪著他，他看起來不太高興，說道：「妳的病人要等十二個月才能換髖關節，像英國那樣嗎？」我舉起酒杯，說：「天佑女王吧。」他露出勝利者的微笑。「嗯，美國人一定不會忍受這種事。」

我巴不得立刻回到我們擁擠不堪、充滿怪味的醫院，在那裡我們會用難聽的稱呼來描述壞事，也可以在茶水間隨便罵髒話。病人就是病人而非顧客，所以你和一副新的肺臟之間只卡著一件事：還沒有致命的車禍發生。你可能要痛苦地等待好幾個月才能換新的髖關節，然後要跟三個鼾聲如雷的人共處一室，但你會拿到政府讓我為你開立的處方藥品；你如果在手術後不良於行，就會在一個很醜的地方做物理治療；假使做完這些之後你仍無法走出家門，社工會幫你安排送餐服務。散播這個好消息吧。

醫學的火星任務

我還在接受醫學訓練時，有一段時間跟著一位內科醫師學習，他會用這樣的方式討論治療的極限：他會彎下身子靠近重病臥床的病患，說：「你知道我們為什麼不把人送上火星嗎？不是因為沒辦法把人送上去，而是因為沒辦法接回來。」他會慢慢點頭，彷彿那一刻與病人一同感受哀傷。然後他才走出病房。

病房裡經常會提到治療的極限。沒有人想為了微乎其微的好處而延長病人的痛苦或浪費資源。最近有一位研究人員想用量化來呈現，我們在一般內科病房裡的工作有多少是徒勞無效的。這聽起來很有意思，直到我們了解徒勞無效只能在事後回顧時下斷語。如果病人過世了，那麼我們先前所做的都是折磨；如果病人活下來，我們便是浴血英雄。

在本質上，醫院裡的醫師是要照顧你身上受到威脅的器官，給予治療和支持。與日俱增的情形是，我們也可以把器官更換掉。

幾年前，我看到一個人從心臟科病房走出來，帶著很棒的黑色拉桿公事包，還有電線從公事包連到他的皮帶。「那是什麼啊？」我問心臟科的同事。「那是他的心臟。」他說。「嗯，就是心室輔助器（ventricular assist device, VAD）。」我不知道有這種東西，以前也沒看過心室輔助器。我不知道可以把心臟放在手提箱裡，帶著到處走動。萬一有人想偷走它呢？萬一有人不小心踢到，它就滑到馬路對面呢？病人是如何鼓起勇氣走出家門、從椅子站起來的？心臟科的同事認為這樣講很有趣。「他們有了心室輔助器，才能夠從**椅子**站起來。」那個手提箱裝著電池，供電給縫在病人衰竭的心臟裡的幫浦。這個暫時的裝置是要爭取一些時間，等到外科醫師能夠把整顆心臟切下來、將它丟進垃圾桶、換上一顆取自腦死身體的新鮮心臟。現在有可能無限期使用心室輔助器了；這個公事包電池縮小成一個皮套，可以別在皮帶上。

到處可見帶在身上的機械式器官，於是重新界定了無效醫療，也解放了治療的極限。我們的加護病房有幾組葉克膜（ECMO）。葉克膜的意思是體外膜氧合（extracorporeal membrane oxygenation）：

體外的肺臟。把一根與澆花的橡皮管一樣粗的鋼製插管插進頸部的靜脈，從這根管子把全身循環的血液吸到一台看起來像是迷你前置式洗衣機、裡頭充滿血液的機器，再用另一根管子把血液送回體內。如果機器故障而停止，加護病房的醫師可用備用的手搖曲柄來維持機器的轉動。如果你的心臟和肺臟必須暫時休息幾天你才不會死，葉克膜就很適合你。你甚至可以站起來做一點運動，只要有人幫你扶著血液的管子。我總是站在門邊，覺得腳踝隱隱作痛，很怕被這些管子絆倒。我知道自己絕對不會有足夠的勇氣，去想像將全身的血液轉送到一台洗衣機裡，更別說去試用了。

體外器官比不上真實的血肉，而醫師幾乎能移植所有的器官，除了大腦。腎臟、肝臟、胰臟、角膜、皮膚、心臟，都可以順利移植。肺臟比較困難，因為肺葉是脆弱的分泌腺網狀物，隨著每次的呼吸暴露在有毒的世界中。我在加護病房看過一個有嚴重囊腫性纖維化的年輕人，他在前一天剛做完肺臟移植，我問他感覺如何，他還昏昏沉沉的，但他往上看，說：「太神奇了，我在吸氣。」——他深吸了一口氣，因為手術傷口疼痛而皺一下眉，然後露出微笑——「這是我這輩子第一次，呼吸時沒感覺到有從黏糊狀的阻塞擠出去的爆裂聲。」太令人興奮了，但幾個月後這個年輕人就過世了：他的新肺臟受到極為悲慘的感染。

看似全新的開始，卻只是換成另一種疾病。你擺脫舊有的器官，用別人身上的一塊血肉來替代，你的身體會一輩子不停地攻擊它，彷彿它是個侵入者。器官移植醫師是醫生裡最神勇的英雄。當某個器官衰竭時，他們不放棄，而讓病人得到一個新的器官，並且拼盡全力來治療。

器官移植是一種貴死人的任務，而這些揮霍的尖端計畫很少因為政府大砍預算而受到威脅。我們的資源和力氣有很好的理由可以導引到全世界普羅大眾比較平凡的痛苦上。營養不良、糖尿病和瘧疾，需要的是獲得一點點藥物、少許的食物、小量的乾淨用水。一次移植手術花費的金錢，可以拯救數以百計甚至千計的生命。請容許我借用那位老醫師的外太空比喻。試圖飛到外太空，會被視為一種魯莽的資源浪費；不少醜陋不堪的事，可以用那些錢處理好。但是，從粗糙的黑白紀錄片看到阿姆斯壯在月球表面跳躍，也在我心中注入一種瘋狂的期望：「人類是如此無足輕重，卻以一點點的科學和巨大的想像力，躍入了宇宙。」

我們需要努力為所有人成就最小的事，但這樣還不夠。我們撥出自己所擁有的一部分，留給科學家去做夢，目的是讓現在的無效醫療在日後可以成為例行治療。正因如此，醫師才能讓某個人接上心室輔助器或葉克膜，讓病人承受某個體外器官所引起的殘忍酷刑，我們也忍受龐大的資源消耗，以及撿回一命的病人所面對的駭人風險。把他們打包起來、送去火星吧，或許將來有一天，我們就能夠接他們回來。

最後的手段

八十三歲的瓊恩獨居，還自己開車上街購物。有一天早上她沒接電話，女兒順路過來看看她，卻發現她沒穿衣服躺在床上，身旁都是尿液，她只會瞪著天花板。瓊恩聽到女兒的叫聲便轉頭看，但似乎不認得她，也不回答她的問題。女兒很驚慌地叫救護車；她跑進浴室把瓊恩吃的藥都倒進塑膠袋，再幫瓊恩披上睡袍，然後就坐在床邊，讓瓊恩枕著她的大腿。救護員在半小時之內到場，他們發現病人除了體溫偏低，所有的生命徵象都正常，自己可以移動四肢。他們將她載來我任職的醫院。

除了手術之類的計畫內住院（elective admissions），公立醫院的床位由急診處控管。如果你生病需要住院，就得經由急診。大部分的人對這項規定的步驟都有一些概念：檢傷護理師會依照你問題的嚴重程度來分級，該分級決定了醫師多迅速來看你。如果你早上出現在急診處，護理師或救護員懷疑你心臟病發作，你將被視為第一級，醫師會立刻來看診。如果是大規模的急性心臟病發作，你很可能一小時內就躺在手術檯上，接受血管攝影和支架。如果在血管攝影室裡一切進行順利，到了傍晚你就會來到一間白色的大房間，身上連著監測儀器，看著電視新聞，吞下所有新增的藥丸，一邊享用著晚餐。如果你是瓊恩或檢傷分級跟她相當的病人——跌倒而無法走路的老年人，或是頭暈、發燒、暈眩、譫妄、貌似餓昏了的病人——你會被當作第四級或第五級。這意味著如果急診處真的極度忙亂，到了晚餐時間你可能還躺在推車上，或許還在急診的走廊，等著醫師來看診。

這些病人在私底下被稱為「碎屑」：他們不像心臟病發作的病人那樣高速衝向死亡，只是處於一種緩慢、逐漸崩解的消逝。當非高速衝向死亡的高齡病人終於被看見時，看見他們的會是急診處裡最資淺的醫師，這名醫師可能得花很長的時間來研究問題出在哪裡，與此同時，無法攔阻的崩解仍持續著。

理論上，檢傷分類系統看似合理且無可避免：如果你眼前有個人快死了——截肢造成大出血、肺葉破洞而無法呼吸——你總不能叫他們躺下來等著被叫號。如果他們沒有立刻得到幫助，就必死無疑。如果你不立刻幫助「碎屑」——例如瓊恩——他們不會沒命，或者至少不會死在你面前。然而，根據澳洲急診醫學院（Australasian College for Emergency Medicine）發表的一份報告，澳洲每年與急診等候時間太久相關的死亡人數超過一千五百人，多於全國的車禍死亡人數。「碎屑」處於我們看不見的慢動作崩潰，直到最後一小段過程，為時已晚的時候。

二〇一一年，政府委任了一項針對急診等候時間的調查研究，成果是制定出「全國急診接入目標」（National Emergency Access Targets），明定的目標為「消除妨礙病患流通、造成急診處過度擁擠的問題，以提升病患安全與照護品質」。到了二〇一五年，九〇%的急診病人會在四小時內送出去。我不知如何表達這項計畫的基進，這就像是跟一個每週末用四十五分鐘輕鬆慢跑五公里的人說，幾年後他要在十五分鐘內跑完同樣的距離。西澳大利亞州從二〇〇九年開始嘗試改變，已經有所進步，急診等候時間的目標達成了，病人死亡數字下降了，但這些改進付出了重大的代價。一大批行政人員整天用電話或直接溝通，護送病人或推著病人通過急診處狹窄的通道；醫師和護理人員筋疲力竭；醫療人員和行政人員關係緊張。我們是否因為渴望效率而犧牲了優質訓練？要在現行的檢傷系統中達成目標，是極為困難的事。真正需要的是用徹底的新方法來經營急診處，讓每個病患都能迅速看診，每個人都能享有優先權。

※

皇家倫敦醫院（Royal London Hospital）急診處前面沒有等候區，也沒有檢傷護理師。如果你生病被送來這裡，無論病情嚴重程度如何、年紀多大，十分鐘內就會有最資深的醫師來看你。醫師會看著你、跟你說話、幫你做個簡短的檢查，雖然未必會提出確定的診斷，但至少能夠決定你在哪裡會得到最好的處置、因而應該到哪裡去：送去醫學生那裡、交給外科醫師、在急診處等候進一步的穩定和檢查，或是回家去。

這是很有道理的。我有位朋友是藝術策展人，她完成基礎學位後就經常待在美術館，也在海德現代藝術博物館（Heide Museum of Modern Art）當志工，寫了幾篇論文，然後在一間重要的公立美術館找到工作。她的視覺器官從雙眼到枕葉皮質都跟我的大不相同：她受過專業訓練，能看到更多且更清楚。我看到的是某個漂亮的東西，她則是看到在歷史上佔有一席之地的複雜作品，對現在和未來都深具含意。她評價這大半內容所用的時間，我只察覺到這個東西是用金屬線懸掛，而那條線令我想起父親在一九七〇年代用來釣牛鰍魚的釣魚線。她是資深的急診醫師，我則是實習醫師，病人就是藝術品。

在澳洲，採用這種簡化流程模式的想法，遭到一些阻力：這會把看似自然的做事順序顛倒過來。資深的醫師已經服役期滿，不想在現場跟大家一起衝鋒陷陣。他們想要監督、獲得事先消化好的摘要、教學，隨處分發一些瑰寶或意見，指出專科住院醫師的盲點。他們是上級。

在皇家倫敦醫院，如果你相當於第四級或第五級的一般病人，你不會在急診走廊奄奄一息等候五小時，才有實習醫師來記錄病歷和驗血、得到臨時的診斷、與主治醫師討論、然後打電話請病房的內科專科住院醫師過來安排你住院。皇家倫敦醫院急診處的主治醫師會直接把你交給一般內科團隊，立刻在急症病房進行評估和治療。

當然會有一些阻礙，影響病人從急診進入病房的流程，像是可用病床數和人力等級。但有一個主要的阻礙是，認定急診處該做什麼的傳統模式：把病人分類、打包、賣給各個團隊。用這些字眼描述病患很難聽，但它們就是被使用的詞彙，並且代表了實際的做法。病房的專科住院醫師（最資深的受訓醫師）習慣上不會接受（買進）尚未被分類（徹底檢查）和打包（已診斷，或至少有某個器官系統被指明為主要問題）的病人。這些工作都很花時間。經過四個小時，病人可能還沒被醫師看過、仍未得到診斷，或是在診斷上無法分類；而你如果無法指明病變位於哪個器官系統，就很難把病人賣出去。

※

當我開始擔任內科專科住院醫師時，每天都會在急診處裡或電話中聽到同事爭論，哪個團隊應該負責照護「一般」或多重系統衰退的「未分類」病人。要知道，專科住院醫師不會搶著要病人，而是搶著避開病人。我最常聽見的爭執之一，出自執行血管攝影（心臟科）或胃鏡（腸胃科）這類介入性處置的次專科醫師：「我們不會收這個病人，因為我們不需要為他們做任何事。」為病人**做某件事**，被簡化成一種程序介入，彷彿病人所需要的其他一切（評估、監測、藥物、照護），可由任何人來提供，因此不會是他們要做的。

我自己也有這樣做的經驗。一位中年病人有罕見的神經疾病——退化性且無法治療——他被送來急診時，意識混亂和抽搐愈來愈嚴重，可能是尿道感染突然造成的。我和神經科的專科住院醫師在病人的小隔間外面對槓。（我們都還沒看這個病人，但我們知道他的病史，說到底，我們都知道要怎麼治療。）我強調神經科應該收治這個病人，因為他們照顧他好幾年了，知道他的根本問題，最能夠處理他的抽搐。神經科的專科住院醫師則強調，病人的問題不是神經方面的原因（是感染造成的），因此雖然導致他的神經問題惡化，卻應該由其他人來處理。「太離譜了。」我說。「我們不會收他的。」他說。護理師把簾子拉開，病人就在那裡，一個瘦弱的大孩子，穿著很酷的深藍色睡袍，年邁的父母焦慮地坐在病床兩旁，他們全都聽到了。

有許多原因導致聰明、苦幹、通常很有人情味的醫師們激烈地爭論，以避免收治病人：我們可能已經背負龐大的病人數；我們可能跟著一位不太仁心仁術的主治醫師（上司），我們收的病人如果問題不在他有興趣的器官，他會貶損我們；我們可能覺得由別人照顧會對病人更好，因為我們不知道該怎麼做。此外，為了讓病人迅速移到病房的床位、由治療團隊接手，我們需要兩個條件：有一個團隊收治這個病人，有一個床位讓他們使用。

病人在急診處時，我們專科住院醫師知道有人照顧他，就可以放心。病人的小隔間的開口都朝著滿是醫師和護理師的中心區，醫護人員與病人之間的比例很高。一旦把病人帶到我們的病房，他們就變成我們的責任，如果我們的名單上已經充滿病況依然混亂不佳的病患，那樣會是個大負擔。沒有分類的病人通常相當複雜：要花更多時間來處理；他們通常年紀較大且可能很脆弱，意思是比較容易出問題，我們做的任何治療會造成不可逆傷害的機會也更大。而且如果我們早點收治他們，就必須有人力和時間來找出問題、安排檢查、制定治療計畫。這種情形的解決方法之一，就是發展出急症醫學評估部門。雖然是為了及早從急診收治病人，但在澳洲大部分的醫院裡，這些部門仍是一項進行中的工作。需要多少醫師和護理師，才能照顧一群沒有動靜的病人？我們不希望急症醫學評估部門變成混亂擁擠的等候區，有著開發中國家診間的氣氛：病人捲著被單、歪七扭八地倒在床上，呼叫著不存在的護理人員。

※

到了一九八〇年代，澳洲的一般內科醫師差不多都絕跡了，除了在一些既沒有次專科人力、也不需要各種次專科代表的偏鄉醫院。在一九八〇和一九九〇年代，澳洲實際上沒有一般內科的受訓醫師。大城市只愛超級次專科，各種分會一一設立，訓練途徑陸續發展。你不只成為心臟科醫師，還會成為電生理學心臟科醫師、介入性心臟科醫師或心臟超音波醫師。你專攻某一種肺病，或至少要專攻某一個器官。面對知識的大量擴展，這一步是必然的。《哈理遜內科學》厚達四〇一二頁，只詳細研讀其中的三百頁，會容易處理多了。

理論上，所有內科醫師都受過扎實的一般醫學早期訓練：全面處理病人的狀況，集中心力應付各種問題。我們都先擔任受訓醫師五年，然後參加那些相同的考試，之後再接受三或四年的專科訓練。後面這個階段比較不會鎖定一般醫學，而每個內科醫師脫離一般內科訓練的程度各不相同。我有一次在巡房時，向主治的呼吸治療專科醫師報告某個病人的病歷，他以極為誇張的大哈欠來打斷我，問我什麼時候才要講重點，討論肺部的情況。他沒興趣聽我敘述造成病人身體衰退的其他問題：心臟、關節、骨骼、醣類。對他來說，我（專科住院醫師）可以自己搞定那些部分，或者乾脆忽略。

我覺得要選擇次專科實在很困難。起初我選神經科，以為可以鎖定其中的多發性硬化症、急性腦中風或心身症作為次次專科。還有什麼比專攻大腦更聰明呢？我將帶著亮眼的公事包，裡面裝著閃閃發光的儀器——眼底鏡、音叉、肌腱鎚。我會需要隨時拿著香奈兒經典代表色的帽夾，以便檢查病人的視野。我會是第二個奧立佛．薩克斯（Oliver Sacks）。

我用一整年的時間參與一般神經科門診，花了那麼長的時間才有辦法承認：我很愛病人，但我感到無聊。沒有半個病人來看診是因為嚐得出綠色的味道；沒有半個病人錯把太太當成帽子。來看診的病人都是因為兩件事：暈眩和頭痛。我們會排除腦靜脈竇栓塞和小腦中風之類的危險病症，然後給他們保證或藥丸。

我也試過核子醫學，這聽起來非常高科技，而我媽超愛的。我只要待在一個燈光美氣氛佳又安靜的辦公室裡，坐在很舒服、有輪子的辦公椅上，用自己的杯組享受一杯又一杯的熱茶，同時口述著癌症、血栓或骨折病人模糊不清的掃描報告。我尋找掃描影像中的黑點——那就是惡性腫瘤。如果某個人的癌細胞轉移到骨骼、肝臟或肺部，我們就稱之為大麥町掃描，知道他們只剩幾星期可活。我所掃描的病人有很多正緩緩步向死亡，但我不認識他們。我坐在另一個房間，而掃描儀不會拍下臉部表情，我永遠不必涉及病人真正的死亡，除非有人在我的掃描儀器上心跳停止，而假如公車上的乘客發生這種事，你也不會期待公車司機去救他吧？所以我只要坐著就好，自己待在一間暗室裡，拿著一堆模糊又難看的掃描影像，再繼續喝一杯熱茶。

接下來我想要試試內分泌科，專攻糖尿病和失控的荷爾蒙。我喜歡糖尿病，尤其是肥胖者會得的那種；我可以跟那些吃了不該吃的東西而掙扎於後果的人建立關係，我也很喜歡在後果變得不可逆轉之前介入病程。但我無法像內分泌科主管那樣對甲狀腺興致盎然，那麼熱衷於治療的突破，熱切地討論究竟應該觸診、注射、切除、掃描、照射，還是只要觀察就好。

對醫師而言，次專科的好處很多：當你說自己是腫瘤科醫師，每個人都知道你執行的醫療會融化骨髓、脂肪及毛髮；大家都會幫你開門、讓你優先通行。對某些種類的病人而言，次專科也有好處。例如，假使你要接受器官移植，這或許會是個非常好的點子：由某位擁有專門知識的醫師負責治療，他了解來自另一個身體而縫進你胸腔內的心臟輸出血液時會發生什麼事。但萬一你年事漸高，這裡那裡都有一點狀況呢？萬一你的腎臟和心臟同時出問題，因此你不能做血管攝影，而且還有一些別的問題，超出你的全科醫師或專攻自體免疫腎小球腎炎的腎臟科醫師可以安心的範圍，該怎麼辦呢？

一般內科是我唯一選擇的專科，這個決定在我治療八十四歲的病人馬麗亞時就變得很清楚了。當時我在呼吸治療病房擔任專科住院醫師，另一個次專科病房要求我們接手照顧這位病人，他們認為她的主要問題是胸腔感染。我見到她之前，先翻閱了她的病歷摘要，她的健康問題包括因為肺氣腫而在家必須持續使用氧氣、鬱血性心臟衰竭、多次小中風造成一隻手臂無力又長期暈眩、心房震顫、甲狀腺功能低下症、慢性每日性頭痛、高血壓，而且不久前跌倒造成硬膜下腦水腫。

在我幫她重新檢查的期間，她還斷斷續續看了五個次專科的門診，來處理這些問題。她平日跟女兒同住，女兒獨自照顧她。

馬麗亞躺在病床上。我先自我介紹，然後問她前一天來醫院的原因。「我的胸腔感染。」她說。「是的，」我說：「但妳昨天是因為什麼感覺才來醫院的？」她再次告訴我她有胸腔感染，全科醫師表示無法幫她處理，她需要血液的藥物。「可以請妳描述妳有什麼感覺、有哪些症狀嗎？」「我感覺胸腔有感染，我的胸腔感染了。」她又複述一次，好像我太愚笨而看不見明顯的事實。「妳從什麼時候開始就不舒服了？」「妳為什麼要問這些問題？」她很生氣地問我。我也同樣很生氣地說：「妳有很多種健康問題，我正努力用開放的心態來找出問題，如果妳希望我能幫妳，就要回答我的問題，而且我要問的問題還很多呢。」我們僵持了一段時間。「兩個月前。」她說。「從那時候到現在，有感覺到什麼變化嗎？」我問。她閉上眼睛，嘆了口氣，然後說，她覺得非常疲倦、十分虛弱，已經沒辦法輕鬆在家裡走動了，跌倒了幾次，幾個月前曾經咳得很嚴重，但現在痰已經變透明了，不過頭痛得很厲害，有時會覺得心悸。她張開眼睛看著我。「如果我的女兒在這裡，她可以講得更清楚。」我握著她的手，跟她說我會為她檢查，幫她看驗血報告，然後打電話給她的女兒。

即使馬麗亞真的有胸腔感染，顯然也不是她的主要問題：她需要減少一些液體；她的心率需要慢下來；她的甲狀腺荷爾蒙指數需要檢查；她需要停止被開立那麼多腎上腺皮質酮，因為這個藥物造成她主要的肌肉無力問題，而肌肉無力很可能是幾個月前胸腔感染期間躺著不動導致體能衰退所造成的。這些醫學問題都需要解決，但比起我們能丟給她的內科處置，更重要的是，如果馬麗亞要回家跟女兒一起生活——她們兩個人都非常希望——就需要物理復健課程。「我告訴我媽，」她女兒在電話中哭著跟我說：「如果妳無法下床，我就沒辦法再照顧妳了。」

我代表的是呼吸治療病房，我的職責是如果馬麗亞有胸腔感染，就把她收進我們的床位卡、開抗生素給她；如果她沒有感染，在我看來，我的職責就是拒絕收她，由其他次專科的醫療人員來照顧她。但是我覺得馬麗亞根本無法完全符合哪個次專科，沒有人會想把她收進床位卡中。

有很多病人是接受某個次專科的「次專科治療」而落得悲慘的下場。這種事也會發生在外科病房。我認識一位年老的女士，不久前跌倒而劃破手肘的一大塊皮膚，她還有髖關節疼痛。急診處安排她照臀部X光，然後住進整型外科病房接受肘部手術。她在病房休養恢復後便出院回家，但因臀部的疼痛加劇又回到醫院。急診處看了她的臀部X光——一星期前的片子——整型外科醫師對她的手肘的照顧足以成為典範，只可惜她同時有股骨斷裂的問題，而他們無法看到自己的縫合處以外的地方。

問題已經夠清楚了：有太多醫院被區隔成各自獨立的照護密室，失去了對病人的整體治療。意思就是，對於老年人與逐漸崩解的病人的醫療照護，必須人為地打碎成針對不同器官系統的照護。從最佳做法的角度、從醫療資源的角度、從必須帶馬麗亞去好幾處看診的女兒的角度來看，最需要的是一位優秀的一般內科醫師來照顧她，無論她是住院病人或門診病人。

有些醫院沒有一般內科，而是每天由「最後應急醫師」輪值。這位主治醫師和她的團隊必須收治所有其他次專科團隊拒絕的病人；在輪值當天，他們不能拒收病人。在其他的醫院，各專科住院醫師則會一再爭論，直到某個團隊讓步，接受這個「未分類的病人」。兩種情形都要耗費很多時間，病人才會由最後的手段被收住院。這種情況實在站不住腳，也很不人道又危險。總得有人**想要**照顧這些病人——日漸碎裂的人、問題難測的人。應該由具備整體治療的專業能力的醫師，率領單一團隊來主導病人的照護，但這些醫師——一般內科醫師——

幾乎絕跡了。

幸好有關當局開始了解，社會大眾需要醫院和醫師來服務慢性病日漸增加的高齡社群；醫院需要有規模的一般內科單位，有人力、設備及經費，可以把混亂不適與逐漸碎裂的病人從急診處接出來，迅速給予評估和治療，並且持續照顧他們直到康復。在維多利亞州，每間主要的第三級醫院都有一般醫學內科部門，成員包括受過雙科訓練的內科醫師、一般內科醫師，以及真正對一般醫學有興趣或無法在所選擇的領域找到工作的次專科醫師。

雖然全力投入的一般內科醫師仍然嚴重短缺，但現在有將近三百位專科住院醫師正在接受一般內科醫師的訓練。在澳洲，釋出專科醫師和醫院健康照護工作的轉變，帶來了不少挑戰。我們設法吸引這一代的年輕醫師投入一般內科工作，卻發現無法訓練他們。要接受一般內科醫師的訓練，澳洲皇家內科醫學院規定必須完成兩輪各六個月的次專科任期；而要找到會聘用一般內科受訓醫師的部門，也極為困難，即使受訓醫師自備經費來支付自己大部分的薪資。看起來次專科部門整體上並不想培育這些迷途羔羊；過去五十年來，醫學知識快速增長，而醫學知識又根據器官系統被切割成不同的執業領域，他們想按照自己的模樣來生產醫師。有些次專科醫學會甚至設置阻礙，不讓受訓醫師同時接受次專科和一般內科醫師的訓練，而這兩者的結合在偏鄉地區格外珍貴，畢竟在那些地方未必需要全職的心臟科醫師。

※

瓊恩來到我任職的醫院急診處。經過十五分鐘，急診主治醫師打電話給我：「這裡有妳的病人，八十三歲的女性，獨居，失禁，意識混亂。狀況穩定，體溫偏低。我們已經採集血液、尿液、檢體，也照了X光。可以把她送上去了嗎？」

我們的名單上有十五個病人，剛才又收了兩個新的病人，現在他們要我們接手瓊恩。不過，可以的，他可以把她送上來。這就是在澳洲結合急症和一般內科而誕生的一個專科。我們會在急症評估病房見到瓊恩，給她輸液和抗生素，核對檢查的結果。她最有可能是尿道感染伴隨著譫妄，盡早治療會增加她康復和回家的機會。我們把團隊分成兩組人，我靠著年輕的專科住院醫師讓我知道，那些我沒時間看的病人，是否有出現任何緊迫或突如其來的狀況。我的實習醫師今天不可能準時回家了；她正在卯足全力應付病理表格、X光申請書、從其他醫院來的傳真，還要在圖表上拼命塗寫，把我的問題和病人的回答轉譯成一篇流暢的敘述，說明病人為何來到這裡。與此同時，她的呼叫器響起，護理人員來催她交出給準備離院的病人的出院摘要和處方箋。我想，再多一兩名醫師、再多幾位護理人員，都不會是放錯地方。最後的應急處置或許經過了大幅改造，但我們在現場仍有點人手不足。

某些時日

有些時日充滿悲情。妳走出家門，腳踏車在一夕之間變成魯莽又危險的交通工具，所以妳發著牢騷走路去電車站，還要閃避兩隻眼睛盯著手機看的行人。妳的衣服縮水又起皺，鞋子不牢靠，頭髮糾結得亂七八糟。妳在候車站被人擠了一下，上車後又被擠來擠去。巨大的私立學校後背包猛撞妳的肋骨，眾人正對著妳打噴嚏，而當妳努力從唯一沒有貼滿廣告的車窗向外看時，坐在那扇車窗前的人每隔幾秒鐘就警覺性地把視線從手機螢幕向上挪，因為他以為妳在瞪他。於是妳只好瞪著抓緊扶桿的手指關節。到處都是討人厭的刺激，於是妳知道病房裡將會擠滿妳根本無法處理的社會災難；當年妳肯定有其他職業可選擇吧？其中一種職業讓妳穿著睡衣留在家裡，輕輕鬆鬆吸著一支又一支的香菸（因為妳沒有近距離目睹那些肺部無法再得到空氣而即將溺死之人）；某個不會因為老是遲到三到八分鐘（對後輩做了很糟的示範）就被老闆叫住的工作。每個垃圾桶裡的一次性用品都滿出來了，妳的專科住院醫師開心地告訴妳，她的目標是每週只製造一個玻璃瓶的垃圾。於是妳想起回家的路上要去超市買一些美味、營養又能在三到八分鐘內給孩子當晚餐吃的食材。然後妳又想到，妳會用一次性的塑膠包裝盒把東西帶回家，否則家裡又要增加一些九十九分錢的重複使用提袋，實在是多到放不下了。玻璃瓶真的很小。妳的專科住院醫師的樂天想法既了不起又累死人，而妳很不想將地球掩埋場視為只是怪異且乏味的所在。問題已經陷得太深了。地球、病人、同事，還有妳自己。

如果有一種疾病的症狀是完全缺乏社會能量，再加上完全不知道自己該怎麼辦，那麼妳肯定得了這種病。厭煩的日子接連來到。妳不確定這是否只是蒙上暗黑掩飾的各樣懶散。妳大聲向自己的哥哥提出這個納悶的想法，他是汽車板金工，從學徒時期至今每週工作至少七十小時，他說：「喔，任何一個略微進化的人類，都會有懶散的趨勢。」那句話令妳分神了幾分鐘。任何一家酒類專賣店裡的任何一個貨架上，都有唾手可得的非處方治療用藥，可提供迅速的緩解，但是幸好或很不幸——視情況而定——妳覺得副作用難以忍受。妳希望不舒服會消失，希望有某種東西能迫使妳每天在日出時把臉從枕頭上撬開。某樣對妳沒有壞處的東西。

工作時，妳把白天切割成小時，然後倒數計時。一節門診快結束時，有位長期病人在診間門口停下腳步，緊張地說：「妳在考慮辭去醫療工作嗎？」這個想法飄過妳腦中大概有四千次，但妳相當肯定自己會繼續表現正常——積極投入、有建設性、頻頻點頭、認真傾聽、記住關鍵細節、為病人排定適當的檢查。妳從來不曾嘆息、哭泣、打斷病人說話，或交出胡扯的處方箋，以便在規定的時間內結束門診。妳從來不曾把自己的記錄往天空拋去，或說出「去它的」。此外，妳真的非常喜歡她。那個門診諮詢是妳的工作日最有樂趣的部分。妳問她為何會這樣問，她說：「不知道，就是有感覺。」妳想跟她說「抱歉，我已經盡力了」，但妳不確定自己做了些什麼，只知道有一天醒來，發覺自己沉浸在憂鬱中，憂鬱幾乎要從毛孔滿出來了。她微微碰一下妳的手臂，彷彿那是一片餘燼。「拜託，要頂住。」妳關上門，發覺雙眼刺痛，感到很可笑，確信這種屁事絕不會發生在那些教授身上。

然後，下班時，有人在超市門口把妳的狗偷走了。妳正努力完成多重的該死任務（倒垃圾、抓狗，這樣才能溜狗、買食物、來得及回家等孩子）。小狗很小又安靜，所以妳把牠帶進店裡，但隨即被穿紅色制服的人趕出去。於是妳把小狗拴住，十分鐘後牠就不見了。每個人都聳聳肩說不知道。妳回到家，覺得很不舒服。女兒們都情緒激動，引發一種只會從真正的心包膜傳出來的深沉疼痛。妳想起情緒是身體的感覺，而痛是一種感覺、一種情緒，然後妳用手掌壓著胸部，對這一切的難以理解感到一種不可思議的記憶，甚至是徹底的驚奇。疼痛和女兒的臉孔刺激妳開始動作。妳記得自己向來在危機中過得不錯。妳大步走回超市，吼著身旁的孩子。穿紅色制服的人（他很慚愧，因為知道妳再過幾秒就要放手一搏了）同意讓妳看監視影片——兩個年輕漂亮、綁著馬尾的女孩解開了妳的寵物，匆匆忙忙地走掉了。妳沒徵求同意，就用手機拍下這段影片，然後找了警察（沒想到警察還會在意）。妳女兒把這段影片寄給朋友看，其中有人就住在附近的公寓，她看到這兩個女孩和樓下的老男士在一起，原來那個人是她們的祖父，也確認說，沒錯，她們從超市外面「救走」一隻安靜的小狗，把牠帶回家了：長途跋涉五十公里。每個人都擠進車裡，妳開車上路，天黑了，妳還穿著緊身衣服，心跳加速，大家都還沒吃東西，但沒有人在哭。這場景像是奇蹟電影裡的公路旅程，而那隻小狗很高興看到妳，拼命跳來跳去、轉著圈子，彷彿水泥是彈跳床一般。然後，實在太美妙又太令人痛心了，牠嘔吐在妳的鞋子上。

謝辭

感謝《月刊》（The Monthly）才高八斗的編輯群，理清混亂糾結，從渾沌中找出意義。首先是 John van Tiggelen，接著是 Nick Feik。Natalie Book、Patrick Witton、Michael Lucy、Chris Feik、Kirstie Innes-Will 及 Rebecca Bauert，也以他們卓越的編輯技藝，大幅改善了我的努力成果。感謝我的友人和同事，多年來給予寶貴的時間、愛心、智慧及建言。曾有許多人協助過我，但我要特別感謝我非常了不起的哥哥 Robert Hitchcock、Kathy-Lee Hitchcock、Jillian Hitchcock、Jennifer McKenzie、Helen Garner、Michael Oldmeadow 醫師、Leone Oldmeadow、Fiona Patten、Christine Kenneally、Martin Williams 醫

師、Morry Schwartz、Prash Puspanathan 醫師、Don Watson、Paul Komesaroff 教授、Barbara Morrow 醫師、Redmond Symons、Oscar Zentner、Alan Cheng 醫師、Devereaux De Silva、Nigel Strauss 醫師、John Olsen 醫師、Kylie O'Brien 教授、Steve Ellen 醫師，以及我最心愛的 Yvonne 和 Ida。Lisa Mitchell 醫師和 Michael Currie 醫師多年來耐心地詳讀無數份草稿並提供評語，應該可以算是共同作者了。感謝美麗又睿智的務農夥伴 Rachel Berger，還有 David ("Thomas") Bertram‧親愛的大好人。感謝我的病人對我的信任，把他們的身體和故事交給我，希望我對兩者的處理都夠謹慎。感謝我的家人忍受我受訓時期和在市立醫院工作那些年的瘋狂工時。我有無盡的感謝與虧欠。

國家圖書館出版品預行編目（CIP）資料

處方箋：一位醫者的思索筆記／
凱倫．希區考克（Karen Hitchcock）著；劉思潔譯
—初版 ——臺北市：游擊文化，2021. 12
面； 公分 —— Ponder; 5
譯自：The medicine: a doctor's notes
ISBN 978-986-06604-6-3（平裝）

1. 醫學 2. 醫療服務

410 110017938

Ponder 05

處方箋：一位醫者的思索筆記

The Medicine: A Doctor's Notes

作　　者　凱倫・希區考克（Karen Hitchcock）
譯　　者　劉思潔
責任編輯　黃恩霖
封面設計　井十二設計研究室
內文排版　張蘊方
印　　刷　漢藝有限公司
初版一刷　2021 年 12 月
定　　價　420 元
I S B N　978-986-06604-6-3
出 版 者　游擊文化股份有限公司
電　　郵　guerrilla.service@gmail.com
網　　站　https://guerrillalibratory.wordpress.com/
臉　　書　https://www.facebook.com/guerrillapublishing2014

總 經 銷　前衛出版社&草根出版公司
地　　址　104 臺北市中山區農安街一五三號四樓之三
電　　話　(02)2586-5708
傳　　真　(02)2586-3758